Sr. Exzellenz Herrn Baron K. Takaki

und

Herrn Geh. Med.-Rat Prof. Dr. C. Fraenken

gewidmet.

Dr. S. Otabe

Tiefatmen
für
unsere
Gesundheit

Mit 1 Tafel und 3 Abbildungen im Text

1914

Springer-Verlag Berlin Heidelberg GmbH

ISBN 978-3-662-34200-8   ISBN 978-3-662-34470-5 (eBook)
DOI 10.1007/978-3-662-34470-5

Additional material to this book can be downloaded from http://extras.springer.com

---

Vorwort.

Die Gesundheit eines Volkes ist der größte Reichtum eines Landes und stellt wohl die wichtigste Grundlage seiner Macht dar. Jedes Land, das Krieg führt, muß für die Gesundheit seiner Soldaten sorgen, die das Vaterland gegen den Feind verteidigen sollen. Hier will ich ebenfalls den Kampf gegen einen Feind, gegen einen grausamen und gefährlichen, der jahraus, jahrein viele, sehr viele Menschen erschlägt, zum Gegenstand meiner Abhandlung machen. Dieser Feind aller Kulturvölker ist die Schwindsucht.

Es sollte daher jedes Land darauf bedacht sein, vorbeugende Mittel gegen diese Krankheit zu treffen. Aber auch jeder einzelne Mensch muß zum Kampfe gegen die Seuche beitragen. Wie kann nun der Einzelne aber die Schwindsucht verhindern? Durch Kräftigung seines Körpers, wodurch er allen Angriffen der Tuberkelbazillen zu widerstehen imstande ist.

Ich habe im Alter von 13 Jahren die Erfahrung gemacht, daß tiefes Atmen die Lunge kräftigt und widerstandsfähig gegen die Schwindsucht macht. Seitdem habe ich das Tiefatmen meinen Eltern, Verwandten und Freunden empfohlen.

Im Jahre 1909 — mit 22 Jahren — veröffentlichte ich in japanischer Sprache mein Buch „Tiefatmen als Mittel gegen Schwindsucht." Mein Werk hat in meiner Heimat Interesse erregt und viele zur Befolgung meiner Anregung bezüglich des Tiefatmens angehalten. Ich will daher die günstige Gelegenheit meines Aufenthaltes in Deutschland nicht unbenutzt lassen, um auch die Angehörigen des Deutschen Reiches auf diese so wichtige hygienische Maßnahme aufmerksam zu machen, die jeder leicht und ohne Kosten ausführen kann und die jedem zur Erhaltung seiner Gesundheit große Dienste leisten wird. Ich wende mich daher mit den folgenden Ausführungen nicht allein an medizinische Kollegen, sondern an jeden, der hygienischem Leben Interesse entgegenbringt. Ich muß demzufolge in vielen Punkten ausführlicher werden, als es für das Verständnis meines Werkes bei einem Arzte notwendig ist. Aber ich glaube, daß diese allgemein medizinischen

Erläuterungen für den Laien, an den sich dieses Werk ebenso wendet, von Nutzen sein werden. Ich habe die hauptsächlichsten Teile meines Werkes in das Deutsche und Englische übersetzt und veröffentlichte sie in Berlin und London in dieser Zusammenstellung mit einigen Tierversuchen zur Kenntnis der Aerzte. Die hauptsächlichsten Punkte dieses Werkes sind die wissenschaftliche Theorie und die experimentellen Resultate des Tiefatmens. Ich glaube, daß Menschen, die gesund sind und jeden Morgen und Abend 10 Minuten lang das Tiefatmen ausführen, während ihres ganzen Lebens nie an Schwindsucht zu leiden haben werden, und ich wünsche von ganzem Herzen, daß alle Menschen im Westen und Osten damit beginnen, diese einfache und billige Schutzmaßregel gegen die Lungenschwindsucht an ihrem eigenen Körper zu erproben.

Seit einigen Jahren hat Professor Dr. Kitasato in Japan zum Zwecke der Vorbeugung gegen Schwindsucht dem Volk das Tiefatmen ernstlich empfohlen, und Professor Dr. Futaki hat es unter dem Namen „Unterleibsatmung" ebenfalls als wertvolles Kräftigungs- und Heilmittel bezeichnet. In Europa ist es auch bisher von vielen Aerzten empfohlen worden.

Schon vor 2000 Jahren war es bekannt, daß das Tiefatmen auf unseren Körper günstig wirkt, aber über die Ursache dieser günstigen Wirkungen, besonders über die vorbeugende Wirkung gegen die Schwindsucht, ist bisher auf dem Gebiete der medizinisch-experimentellen Wissenschaft noch nicht viel veröffentlicht worden.

Am Schlusse des Vorwortes möchte ich Herrn Reg.-Rat Dr. E. Ungermann, Herren Prof. Dr. Y. Takaki, Prof. Dr. K. Suto und allen Herren Kollegen und Damen am hygienischen Institut der Universität Halle-Wittenberg und ganz besonders Herrn Geheimrat Professor Dr. C. Fraenken für die vielen Unterweisungen und Belehrungen während meines Aufenthaltes in dem von ihm geleiteten Institut meinen herzlichsten Dank aussprechen.

Ich habe den innigen Wunsch, durch dieses Werk, das den europäischen Aerzten und Laien die Kenntnis einer im Osten schon lange angewendeten Methode, den Körper zu kräftigen und gesund zu erhalten, übermitteln soll, einen kleinen Beitrag zu dem großen Kampf gegen die Tuberkulose geliefert zu haben.

Halle, Juli 1914.

S. Otabe.

Inhaltsübersicht.

Der Ursprung des „Tiefatmens“.

Bevor ich die wissenschaftliche Theorie, die experimentellen Erfolge, sowie die Methode des Tiefatmens erläutere, möchte ich berichten, wie ich mit dieser Methode bekannt wurde. Bis zu meinem 5. Jahre war ich sehr gesund, dann aber erkrankte ich im März des Jahres 1892 plötzlich an einer akuten Knochenhautentzündung der linken Hüfte. Der herbeigerufene Arzt erkannte die Krankheit nicht, und die Entzündung wurde schlimmer und schlimmer. Schließlich wurde ich in Satos Krankenhaus in Tokio gebracht. Doch unglücklicherweise war der richtige Zeitpunkt für die Heilung verpaßt, auch war mein Körper durch das lange Leiden sehr angegriffen. Nach einem Monat riet Baron Sato meinen Eltern zu einem Luftwechsel, und ich begab mich nach dem Badeort Yumoto Nikko. Hier begann der Fuß zu eitern, ein Abszeß brach durch, und eine Operation von einem Arzte wurde vorgenommen. Danach wurde mein Befinden besser, doch konnte man an eine vollkommene Heilung noch nicht denken. Mit 12 Jahren untersuchte mich der berühmte Dr. med. Hatano, welcher nun endlich den Augenblick für gekommen hielt, um die letzten Schritte zur Heilung zu tun. Im März begab ich mich in sein Hospital Mito in Ibaraki. Es wurde nun eine große Operation vollzogen und drei Stücke des abgestorbenen Knochens entfernt. Die Operation verlief so glücklich, daß ich schon im November desselben Jahres von der 7 Jahre dauernden Krankheit befreit war.

Wie oben schon erwähnt, war ich durch diese Krankheit von meinem 5. bis 12. Jahre ans Bett gefesselt. Gerade in dem Alter, in dem ein Kind sich am besten entwickeln soll; ich wäre jedoch ohne die geschickte Operation des Dr. Hatano sicher gelähmt geblieben, wenn ich nicht gar gestorben wäre. Selbst heute sterben ja noch viele Menschen an derselben Krankheit oder werden vielfach Krüppel. In meinem 4. Jahre

war ich in die „Primary“-Schule meiner Vaterstadt eingetreten,
und obgleich ich durch meine beständige Krankheit nicht so
viel lernen und alle Kurse der Schule beendigen konnte, wurde
ich doch im April meines 13. Jahres zur „Middle“-Schule in
Shimozuma in Ibaraki zugelassen. 5 Monate nach der Operation war mein Gesicht noch so blaß und mein Körper so
mager, daß jedermann mich für schwindsüchtig hielt. Im
April 1901 mußte ich mich vom Schularzt untersuchen lassen,
der folgendes sagte: „Ihre Lungen sind nicht stark, Sie müssen
sich in acht nehmen.“ Ich hatte unter allen Studenten die
schmalste Brust, und die Differenz der Brustweite bei ge-
füllten Lungen im Verhältnis zu den leeren Lungen betrug nur
4,5 cm. Dieser Ausspruch des Arztes war ein harter Schlag
für mich. Es lag nicht allein am Rat, sondern gerade zu
dieser Zeit starben viele Menschen in meiner Heimatstadt an
der Schwindsucht, und ich wußte, daß die Schwindsucht eine
der schlimmsten Krankheiten in der Welt ist. Ich hatte schon
stets unter der Vorstellung gelitten, daß man dieser Krankheit nicht vorbeugen kann, und viel darüber nachgedacht,
welches die beste Methode sein möchte, die Lungen zu
kräftigen. Um diese Zeit hörte ich in der Physikstunde, daß
die Temperatur unseres Körpers auf dem Verbrennen des
Sauerstoffes in den Lungen und den Geweben des Körpers beruht, welcher durch das Atemholen aus der Luft geschöpft
wird. In bezug auf diese Beobachtung kam mir plötzlich der
Gedanke, daß, wenn die Tuberkelbazillen in die Lunge eindringen und letztere stark genug ist, viel Sauerstoff aufzu-
nehmen, die Bazillen durch den Sauerstoff verbrennen müssen.
Wie nun der ganze Körper durch eine angemessene Leibes-
übung gekräftigt wird, müßte die Lunge ebenfalls durch eine
sie betreffende Uebung erstarken; die direkteste Kräftigung
der Lunge vollzieht sich aber nur durch Tiefatmen.

Dies war der Gedankengang, der meine Traurigkeit hob
und den Ursprung zu meiner Methode des Tiefatmens gab.

Sobald die Stunde beendigt war, begab ich mich in meine
Wohnung und, am offenen Fenster stehend, atmete ich in
vollen Lungen die reine Luft ein.

Es war am 24. März 1900.

Von diesem Tage an benutzte ich jeden Augenblick zur
Kräftigung der Lungen, morgens beim Erwachen, auf dem
Wege zur Schule, im Schulhof, beim Spazierengehen, vor dem
Zubettgehen. Den ganzen Tag tat ich es, selbst nachts träumte

ich davon, und ich erinnere mich, daß ich öfters im Schlaf durch mein Tiefatmen erwachte. Seitdem schritt die Entwicklung meines Körpers rasch vorwärts, und im April des nächsten Jahres betrug die Differenz meines Brustumfanges vom Einatmen zum Ausatmen 10 cm, außerdem war ich um 12 cm gewachsen.

Auf diesen Erfolg hin fragte ich den Schularzt, ob meine Lungen nun widerstandsfähig gegen die Schwindsucht seien. „Vollkommen" bekam ich zur Antwort. Welch freudige Empfindungen dies eine Wort in meiner Brust hervorrief, kann man sich denken.

Unter solchen Umständen begann ich das Tiefatmen aus mir selbst heraus — wie auf einen Fingerzeig Gottes — angeregt durch die kleine Beobachtung aus der physikalischen Wissenschaft.

Seitdem habe ich das Tiefatmen meinen Eltern, Brüdern, Schwestern und Freunden stets empfohlen, und ich bin der festen Ueberzeugung, daß diese Methode die Kraft besitzt, den Körper gegen die Schwindsucht zu schützen. Dabei ist sie in ihren Grundzügen sehr einfach und steht auch nicht im Widerspruch mit den Lehren der Wissenschaft, im Gegenteil, sie wird durch dieselbe aufs beste gestützt.

Während meines 13. bis 15. Jahres übte ich die Methode täglich 4—5 Stunden lang. Einige Freunde wandten nun ein, ob es vielleicht nicht unvorteilhaft sei, daß Erwachsene oder Kinder jeden Tag 3—4 Stunden diese Uebung ausführten. Diese Ansicht wurde jedoch durch die Erfahrung widerlegt. Ich bin, auf eigene Erfahrungen gestützt, der Ansicht, daß es nur gut ist, diese Uebung mehrere Stunden am Tage vorzunehmen. Mit meinem 18. Jahre fing ich an, mein Körpergewicht festzustellen. Vom 2. August 1905 bis 18. Juli 1907 entstand nun folgende Tabelle:

Datum	Gewicht	Datum	Gewicht
2. August 1907 .	52 kg	20. September 1908	56,8 kg
1. September 1907	52,3 „	4. November 1908	55,8 „
4. November 1907	52,3 „	9. Dezember 1908	58,4 „
3. Januar 1908 .	52,6 „	10. Februar 1909 .	60 „
2. Februar 1908 .	52,7 „	14. März 1909 . . .	61 „
5. April 1908 . .	53,3 „	3. April 1909 . . .	61,2 „
19. Juni 1908 . .	54,5 „	5. Mai 1909	61,5 „
7. Juli 1908 . . .	54,7 „	18. Juli 1909	62 „

Wie die Tabelle zeigt, stieg mein Gewicht von Monat zu Monat. Doch glaube ich, daß die damalige Zunahme des Gewichts nicht so stark gewesen sein wird als in der ersten Zeit des Tiefatmens. Ich bedaure es deshalb sehr, daß ich den Einfluß des Tiefatmens auf mein Wachstum während meines 13.—20. Jahres vernachlässigt habe. Von den Resultaten, die ich durch das Tiefatmen bei meinen Freunden erzielte, möchte ich nur das eine bei Herrn Togoro Yamashita in Noda-Japan, erlangte, erwähnen.

Ich lernte ihn im April 1900 in der Middle-Schule kennen und wir wurden innige Freunde. Ich besuchte ihn am 13. Mai 1907 gelegentlich eines Geschäftes. Damals empfahl ich ihm meine Methode, und oft vertieften wir uns bis Mitternacht in dieses Thema. Bald trat er meiner Ansicht bei und begann mit voller Ueberzeugung das Tiefatmen.

Folgende Tabelle wurde von ihm am 22. September 1907 bis zum 1. Mai 1909 aufgestellt:

Datum	Gewicht	Datum	Gewicht
22. September 1907	51,5 kg	16. Juli 1908 . . .	64,5 kg
7. Oktober 1907 .	50,7 „	14. August 1908 . .	65,7 „
25. November 1907	53 „	1. September 1908	69,3 „
15. Dezember 1907	54 „	7. Oktober 1908 .	70,6 „
15. Januar 1908 . .	55,5 „	15. November 1908	73,9 „
20. Februar 1908 .	56,5 „	15. Februar 1909 .	75,0 „
7. März 1908 . . .	57,8 „	21. März 1909 . . .	73,1 „
5. April 1908 . . .	58 „	24. April 1909 . . .	74,02 „
7. Mai 1908	59,8 „	1. Mai 1909	78,9 „
21. Juni 1908 . . .	62,5 „		

Auch diese Tabelle zeigt eine schnelle Zunahme seines Gewichts. Während 565 Tagen hat er 27,4 kg zugenommen. Damals kam ich oft mit ihm zusammen, um genau zu beobachten, ob diese Gewichtszunahme allein auf die Wirkung des Tiefatmens zurückgeführt werden müsse, umsomehr, als er nach meinem Rate auch kalte Bäder und kalte Abwaschungen gebrauchte. Aus der später folgenden wissenschaftlichen Erklärung wird man sehen, daß das Tiefatmen nicht nur die Lungen, sondern auch die Muskeln und das Herz stärkt. Hier mögen nur zwei Beweise folgen. Der eine wurde von Prof. Futaki und der andere von mir erbracht. Prof. Dr. Futaki begann die Unterleibsatmung, während er Student der Hochschule war und sein schwacher Körper wurde kräftig. Als er nun den Höhepunkt der Uebung erreicht hatte, nahm er an einem Wettrennen über 36 Meilen teil und ging als erster durchs Ziel, obgleich viele Mitbewerber stärker und größer waren als er. Dies beweist, daß Lunge und Herz ebenso kräftig waren wie seine Füße. Nimmt man nun an, daß seine Füße vielleicht schon vorher stark genug waren, so hätte er doch nicht in dem Wettrennen siegen können, wenn Herz und Lunge ihn im Stiche gelassen hätten. Der zweite Beweis wurde von mir erbracht. Trotzdem ich von der 7 Jahre dauernden Knochenhautentzündung der linken Hüfte geheilt war, konnte ich doch noch nicht wie andere Kinder laufen, denn meine Füße waren außerordentlich schwach. Während meiner Studien an der „Primary-Middle"- und Hochschule habe ich auch keinen Sport getrieben. Im Juli 1909 wollte ich den Fujiyama, den höchsten und schönsten Berg Japans besteigen. Der Berg erhebt sich 3788 m hoch über den Meeresspiegel. Die Freunde rieten mir energisch ab, indem sie meinten, daß ich unmöglich 10 Meilen an einem Tage zurücklegen könnte. Auf den Plan verzichten, nur weil meine Füße schwach sein sollten, wollte ich nicht. Der Gesundheit der Lungen und des Herzens, was das Wichtigste beim Bergsteigen ist, war ich gewiß. Endlich gaben die Freunde nach und in ihrer Begleitung fuhr ich eines Morgens nach Gotemba, einer kleinen Stadt am Fuße des Fujiyama. Um 2 Uhr morgens des folgenden Tages kamen wir an und schickten uns schon um 4 Uhr zur Besteigung des Berges an. 10 Meilenzeichen markieren den Weg von Gotemba bis zur Höhe des Berges. Die 2 ersten Meilen legte ich ohne weitere Beschwerden zurück. Während der dritten Meile fingen meine Füße an zu schmerzen, es schien mir, als legten sich die uns umgebenden Wolken als unüberwindliche Hindernisse um meine Füße. Wir erreichten noch das siebente Meilenzeichen, doch wurde ich dabei von meinen Freunden unterstützt. Aber hier war meine Kraft zu Ende. Jede Empfindung in meinen Füßen war fort, selbst mit Anstrengung aller geistigen wie körperlichen Kräfte konnte ich sie nicht mehr bewegen. Aber mein Herzschlag wie meine Atmung waren normal, ebenso wie mein Geist sich frisch und kräftig fühlte.

Da lag nun der ewige Schnee vor unseren Augen und glänzte und flimmerte in der Sonne. Zu unseren Füßen ballten sich mächtige weiße Wolken und schwebten langsam auf und nieder — auf und nieder!

Es war ein prächtiger Anblick! Hier fühlte man sich näher der Natur und beugte sich vor ihrer Größe. Nach einstündiger Rast ließen die Schmerzen im Unterleib nach und die Empfindung kehrte in die Füße zurück.

Zunächst setzten wir den Weg sehr langsam fort, doch eigentümlicher Weise ermüdeten meine Füße nun nicht mehr, ich spürte sogar eine ungewohnte Leichtigkeit in denselben.

Nach und nach wurde die Luft kälter und dünner; dadurch steigerte sich bei meinen Begleitern der Herzschlag und die Atmung wurde für sie schwieriger.

Bei der neunten Station — Kugome — verließ einen meiner Gefährten die Kraft, seine Lunge und sein Herz waren so erschöpft, daß er nicht weiter konnte, und sein Gesicht so blaß, daß wir uns ernstlich um ihn sorgten. Bei jeder Besteigung eines hohen Berges zeigen sich des öfteren diese physiologischen Symptome, welche durch strenge Kälte, verdünnte Luft oder niedrigen atmosphärischen Druck hervorgerufen werden. Natürlich ist man gegen dieselben widerstandsfähiger, wenn man ein gesundes Herz und eine gesunde Lunge besitzt.

Nachdem sich mein Freund erholt hatte, brachen wir weiter auf; doch mußte ich ihn bis zur Höhe des Berges unterstützen, indem ich ihn unter den Arm faßte.

Um $^{1}/_{2}7$ Uhr abends langten wir an unseren Bestimmungsort an. Wir waren auf der Höhe des Fujiyama, dem höchsten Punkt in Japan. Wir bemerkten den mächtigen Krater in der Mitte, der noch vor 250 Jahren alles, was 3 Meilen weit im Umkreis lebte, in Angst und Schrecken versetzte. Doch jetzt peitschte uns ein scharfer Nordwind eisigen Schnee ins Gesicht. Meine Gefährten zitterten vor Kälte und ihre Gesichter waren sehr blaß. Nach einigen Minuten wandten wir uns zu der heiligen Kapelle Asamagongen, welche hier vor Urzeiten von einem japanischen Prinzen in die Felsen gehauen wurde. Dann wanderten wir wieder im kalten Winde um den Rand des Kraters. Nichts sah man wie dunkle Lava und weiße Wolken, welche über und unter uns schwebten.

Um 8 Uhr rüsteten wir uns zur Rückkehr und übernachteten auf der siebenten Station. Es war merkwürdig, daß ich, der Schwächste von allen am Fuße des Berges, auf dem Wege zur Höhe mehr und mehr erstarkte.

So sieht man, wie ich vorher schon betonte, daß zum Bergsteigen eine starke Lunge und ein gesundes Herz notwerdiger sind als kräftige Füße.

Hier möchten wir eine Erzählung vom Tiefatmen, soweit es unseren Geist beeinflußt, folgen lassen:

Heute noch üben die japanischen Priester eine besondere Methode des Tiefatmens jeden Morgen aus, welches sie „Zazen" nennen. Dieses „Zazen" rührt augenscheinlich von früheren Zeiten her und soll den Geist beruhigen. Mit Rücksicht auf diese Tatsache werde ich später die wissenschaftliche Erklärung dieser Erscheinung geben.

Wenn einem etwas Unangenehmes begegnet, und der Geist sich verwirrt, so müßte man sich 10 Minuten Zeit zum Tiefatmen gönnen, und der Geist wird dann wieder klar und ruhig werden. Nach meiner glücklichen Besteigung des Fujiyama ging ich viel spazieren um die Kräfte meiner Füße noch zu steigern. Am 4. Januar 1911 wollte ich allein den Berg Hakone besteigen. Bald erreichte ich den Weg, von welchem man nur noch 5 Meilen bis zum Dorf Motohakone hat. Kurz nach dem Verlassen des Weges bemerkte ich einen kleinen Steg, der schneller zum Ziele führen sollte, und ich schritt auf demselben weiter. Doch bald verlor ich den Weg und wußte nicht, ob ich rechts oder links, vorwärts oder rückwärts zu schreiten hatte, denn nichts wie abgefallenes raschelndes Laub bedeckte den Boden. Die sinkende Sonne spiegelte sich nur noch matt auf den müden Wellen eines kleinen Baches. Ein kräftiger Wind machte sich auf, und die Zweige der Bäume rauschten dumpf über meinem Kopfe. Es dunkelte langsam, und eine empfindliche Kälte machte sich bemerkbar. Schneller und schneller wurde mein Gang, endlich eilte ich so, als ob Bären und Wölfe hinter mir her wären und Lust zeigten, mich zu verzehren. Tatsächlich wurde ich damals von den schaurigen Geräuschen um mich her von Furcht ergriffen. Da fiel mir das Tiefatmen ein und mit geschlossenen Augen übte ich es 10 Minuten lang aus, dann setzte ich mich und vollführte noch „Zazen" 5 Minuten lang. All dieses ermutigte und erfrischte mich bald, es war mir, als ob mir ein Licht im Dunklen geleuchtet hätte. Bald glaubte ich auch den richtigen Weg gefunden zu haben, überschritt den Gebirgsbach, passierte hohe Felsen und dunkle Gebüsche. Nach 20 Minuten hatte ich den Weg nach Motohakone gefunden.

Selbst ein unerschrockener Mann kann, glaube ich, bei solcher Veranlassung in Verlegenheit geraten. Findet man, daß irgend ein Erlebnis die Gedanken verwirrt, so muß man darauf bedacht sein, dieselben zu beruhigen. Dabei muß man zunächst auf den Herzschlag und die Atmung achten. Beruhigen sich Herz und Lungen, so wird auch der Geist sich nicht mehr von anormalen Zuständen und verwirrenden Begegnungen stören lassen.

Hier zeigt sich auch der Nutzen und die Notwendigkeit des Tiefatmens.

Ich möchte jetzt über einen merkwürdigen Fall berichten, den ich beobachtete, als ich begann das Tiefatmen zu empfehlen. Im April des Jahres 1903 arbeitete ein Arbeiter, namens Katsuzo Kimura in der Fabrik meines Vaters. Seine Mutter und zwei Brüder waren an Schwindsucht gestorben und sein Vater an Kehlkopftuberkulose. Daraus ersehen wir, daß er eine tuberkulöse Disposition und eine schwache Konstitution besaß. Er war bleich und mager, daß jedermann glaubte, er litte an Schwindsucht. Er war so schwach, daß er einen 30 Kilogramm schweren Eisenstab nicht hochheben konnte und mußte oft von seiner Arbeit fernbleiben. Er hatte eine Zeit lang Medizin eingenommen, jedoch ohne Wirkung, er befragte mich, was er tun sollte, um stark zu werden. Zu dieser Zeit war ich erst 16 Jahre alt, aber der Gedanke an das Tiefatmen war schon fest in mir eingewurzelt. Ich sagte ihm sofort, daß er seine Kräfte noch vor dem Juli wiedererlangen würde, wenn er meine Behandlung durchführte.

1. Stehe jeden Morgen um sechs auf, führe, nachdem Du Dich kalt abgerieben hast, zehn bis fünfzehn Minuten lang das Tiefatmen an einem offenen Fenster aus, mache sodann etwa zwanzig Minuten lang einen Spaziergang durch die Felder und nimm dann das Frühstück ein.
2. Nimm täglich drei Mahlzeiten ein und iß nicht zwischen denselben.
3. Führe am Nachmittag zehn bis fünfzehn Minuten lang Tiefatmen aus.
4. Führe, wenn Du ins Bett gehst und Dich vorher kalt abgerieben hast, wieder zehn bis fünfzehn Minuten lang das Tiefatmen aus.

Nachdem er zehn Tage das Tiefatmen so ausgeführt hatte, begann er sich sowohl körperlich, als auch geistig wohl zu fühlen. Er besserte sich immer mehr, und ist jetzt bei der Arbeit und in bester Gesundheit. Er versichert immer, daß er seine gute Gesundheit nur dem Tiefatmen verdanke, und daß er es, solange er lebt, fortsetzen will. Seit dieser Zeit empfahl ich allen Arbeitern in der Fabrik meines Vaters das Tiefatmen.

Hier mögen nur noch einige meiner kürzlich gemachten Erfahrungen folgen.

Ein 27 jähriger Prinzipal litt seit 10 Jahren an einem Magen- und Darmkatarrh. Im März 1912 empfahl ich ihm Tiefatmen, welches er auch pünktlich morgens und abends zehn Minuten lang vollführte. Im Juni desselben Jahres war sein Leiden vollkommen geheilt.

Ein 21 jähriger öffentlicher Beamter litt seit 3 Jahren an Neurasthenie und Appetitlosigkeit. Nachts konnte er vor nervöser Aufregung und vor Magenbeschwerden nicht schlafen und am Tage litt er an dauernden Kopfschmerzen und Müdigkeit im ganzen Körper. Unter diesen Umständen magerte er von Tag zu Tag ab. Im März 1912 untersuchte ich ihn und empfahl ihm ebenfalls Tiefatmen. Schon nach 6 Monaten, also im September desselben Jahres, erholte er sich von seinem Leiden. Heute zeigen sich keine Krankheitssymptome mehr bei ihm.

Viele Japaner leiden an Neurasthenie, selbst schon viele junge Studenten, und ich habe großes Mitleid mit ihnen. Ob in Deutschland diese Krankheit auch so stark auftritt, kann ich nicht genau behaupten, doch fürchte ich es. Die Neurasthenie rührt nicht allein von einer Nervenermüdung her, sondern auch von einer allgemeinen Körpererschlaffung. Deshalb muß man den ganzen Körper kräftigen, um gegen die Neurasthenie widerstandsfähig zu sein.

Neben den oben erwähnten Fällen habe ich durch meine Methode des Tiefatmens Rheumatismus, Neuralgie, chronische Pleuritis und viele andere Krankheiten geheilt, die bei Frauen wie bei Männern auftreten.

Während ich in Tokyo als Assistent im bakteriologischen Institut der Tokyo medizinischen Hochschule arbeitete, untersuchte ich täglich viele schwindsüchtige Kranke in dem Hospital.

Im März 1912 fand ich einen Kranken, Yamada genannt, 30 Jahre alt, der sich noch in einem Stadium befand, für das noch Tiefatmen dauernd hilft, er hatte kein Fieber, noch Husten und Blutungen. Bei der Untersuchung seines Auswurfes ergaben sich so viele Tuberkelbazillen, daß man sie zur Gaffkyschen Tafel X rechnen konnte. Zuerst war ich etwas unschlüssig, ob nicht eine Gefahr für weitere Komplikationen vorhanden sein möchte, doch bedachte ich wieder, daß, trotzdem sein Leiden chronisch war und sich noch keine Blutungen gezeigt hatten, Tiefatmen ihm noch von Nutzen sein könnte, selbst wenn die Krankheit auf der Grenze der heutigen Hilfe lag. Ich legte ihm die Theorie sowie die Methode des Tiefatmens klar, und er glaubte dadurch eine Besserung erzielen zu können. Er begann die Uebung langsam, doch steigerte er sie später von Tag zu Tag. Nach 2 Monaten fühlte er sich frischer und lebensfroher, obgleich sein Körpergewicht von dem Tage der Uebung an abgenommen hatte. Ich erklärte ihm, daß das die natürliche Folge und ein gutes Zeichen sei, daß er aber auch nach etwa 5—6 Wochen anfangen würde, stark zuzunehmen. Wie vorausgesetzt, hörte die Gewichtsabnahme nach 5 Wochen auf, nach und nach nahm er wieder zu. Er verließ am 22. Juni desselben Jahres das Hospital und kehrte in seinen Heimatsort zurück. Auch nach seiner Rückkehr führte er alle meine Ratschläge peinlichst aus und beobachtete alle meine Regeln in bezug auf seine Gesundheit Tag und Nacht. Sein Brief vom 19. September 1912 möge hier folgen:

Herrn Dr. Otabe!

Haben Sie vielen Dank für Ihre Güte, während ich im Hospital lag. Am 11. Juli kam ich hier an, und gemäß Ihrem Rate führte ich das Tiefatmen abends und morgens je 10 Minuten bei offenem Fenster aus. Nachts schlief ich ebenfalls bei geöffnetem Fenster. Diesen Sommer nahm ich Seebäder und vermied jedes Einnehmen von Medizin. Wie Sie wissen, begann ich das Tiefatmen am 30. Mai, und bis zum 22. Juni nahm ich täglich ab. Dennoch beobachtete ich Ihre Methode weiter, und schon

am 11. Juli	betrug die Gewichtszunahme				262 g
„ 24. „	„	„	„	„	487 g
„ 1. August	„	„		„	900 g
„ 1. September	„	„		„	600 g

Als ich das Hospital verließ, betrug mein Gewicht 49 kg, und bis jetzt ist es auf 51,3 kg gestiegen, auch wird mein

Allgemeinbefinden von Tag zu Tag besser, wie auch mein Gemüt freudiger wird, trotzdem es in den letzten 2 Monaten so traurig war. Ich bin sicher, daß all' dies die Folge des Tiefatmens ist, und nur dadurch verdanke ich Ihnen mein Leben!"

Seitdem hat Yamada mir noch öfters mitgeteilt, daß sein Gewicht mehr und mehr zunimmt, daß er auch seitdem nicht zu Erkältungen neigt, trotzdem er täglich 8 Stunden in der kalten Provinz Jchigo arbeitet. Unter diesen Umständen geht es ihm immer besser, und ich bin sicher, daß er von seinem Leiden vollkommen geheilt werden wird, an welchem er sonst gestorben wäre.

Als ich mein Buch „Tiefatmen gegen Schwindsucht" in Tokyo veröffentlichte, übergab ich 700 Exemplare meinen Bekannten, Schulen und anderen öffentlichen Anstalten in dem Glauben, daß das Tiefatmen der Schwindsucht vorbeugen kann.

Jetzt möchte ich die Beziehung zwischen Tiefatmen und Schwindsucht klarlegen. Im allgemeinen ist es nicht gut, Tiefatmen gegen Schwindsucht anzuwenden, doch ist es in vielen Fällen unbedingt notwendig. Kranke, die folgende Symptome zeigen, sollten es nicht anwenden:

1. wenn die Krankheit zu weit vorgeschritten ist;
2. wenn Lungenblutung in größerer Stärke schon eingetreten ist;
3. wenn der Kranke Blut spuckt;
4. wenn er an einer Erkältung oder starkem Husten leidet;
5. wenn die Körpertemperatur mehr als 38° C. beträgt.

Bis zum heutigen Tage habe ich nur gute Erfahrungen gemacht, aber es ist sehr schwierig, die Grenze bei jedem Einzelnen zu finden, wo Tiefatmen hilft oder schadet. Unter den vielen Schwindsüchtigen, denen ich im Tokyo-Charity-Hospital begegnet bin, habe ich nur 3 gefunden, denen ich das Tiefatmen empfehlen konnte, ohne eine Schädigung befürchten zu müssen.

Kranke, die Tiefatmen üben wollen, dürfen nur äußerst langsam anfangen, da sie sonst die Lungen zu sehr anstrengen. Nun wird man wohl sagen, warum geht denn das Körpergewicht in der ersten Zeit des Tiefatmens zurück? Weil die körperliche Uebung durch das Tiefatmen das Fett umsetzt; dadurch kann sich das Fett nicht am Körper festsetzen. Liegt der Kranke längere Zeit zu Bett, so kommt es öfter vor, daß er Fett ansetzt. Auch diese Erscheinung beruht nur auf der geringen Bewegung des Körpers und der Lungen, und so setzt sich das Fett an der Haut und im Gewebe fest.

Jeder an Tuberkulose leidende Kranke, der keine gefährlichen Symptome hat, sollte neben dem Tiefatmen wie ein gesunder Mensch noch folgende Gesundheitsregeln beobachten: Er soll

a) zu bestimmten Zeiten sich langsam in der frischen Luft bewegen;

b) nichts zwischen den Mahlzeiten genießen, da sich der Magen und die Gedärme sonst nicht genügend ausruhen können;

c) Tag und Nacht, wenn möglich, nur frische Luft einatmen;

d) während der Tageszeit immer in Räumen leben, in das Licht gut eindringen kann;

e) schlafe in einem Zimmer, wo das Licht während der Tageszeit gut eindringen kann.

Nach meinen bisherigen Erfahrungen ist das Tiefatmen vor allem als Vorbeugungsmittel gegen die Lungentuberkulose von großem Werte. Ich bin nach den vielen Versuchen, die ich in dieser Richtung habe einleiten können, davon überzeugt, daß ein Mensch, der gesund ist und täglich das Tiefatmen 20 Minuten ausführt, nie von der Schwindsucht befallen werden kann. Dagegen möchte ich die Ausübung des Tiefatmens nicht jedem schwindsüchtigen Menschen empfehlen, da die Möglichkeit eines schädlichen Einflusses auf den Krankheitsverlauf nicht von der Hand gewiesen werden kann.

Methoden des Tiefatmens.

Wir können einige Wochen ohne Nahrung leben, aber wenn wir unseren Atem auch nur wenige Minuten anhielten, würden wir sterben. Daraus erhellt, welche Bedeutung der Luftwechsel für den Lebensprozeß hat.

Ein Tiefatmen bedeutet nur, daß wir die Luft tief in die Lunge einatmen und dann die eingeatmete Luft aus der Lunge ausatmen. Dieses einfache tiefe Atmen, welches leicht von jedermann ausgeführt werden kann, hat eine große Wirkung, und diese Wirkung hängt mehr oder weniger von den verschiedenen Methoden ab.

Obgleich wir die Wirkung des Tiefatmens jetzt gemäß unserer modernen Wissenschaft beurteilen, erforschten es viele Gelehrte und Geistliche schon in alten Zeiten und haben viele Methoden ersonnen. Jeder Körper vollführt, sobald er in die Welt kommt, das Tiefatmen auf einen besonderen natürlichen Reiz. Wenn ein Kind zum ersten Mal atmet, so zieht die Luft erst langsam ein, und dann beginnt es sie mit einem Schrei auszustoßen. Dieses natürliche Tiefatmen eines Kindes hat eine große Wirkung, denn es bringt den Blutumlauf seines ganzen Körpers unter die Herrschaft des Atemprozesses, was ich später noch erklären werde. Außerdem ist das Atmen eines Kindes normal, sanft und natürlich. Wenn es älter wird, wird dieses natürliche Tiefatmen in verschiedener Weise behindert, zum Beispiel durch das Tragen straffsitzender und unbequemer Kleidung, durch krummes Sitzen oder durch ungünstige Einflüsse, die durch die verschiedensten Umstände herbeigeführt werden; allmählich wird das Atmen kurz und unregelmäßig, und so wird Tag und Nacht nur ein kleiner Teil der Atemluft regelmäßig erneuert. Nun besteht dauernd die Möglichkeit, daß verschiedene Arten von Bakterien, wie Tuberkelbazillen, Pneumokokken und andere Keime die Lunge angreifen, und sich in ihr festsetzen. Wenn diese ihre Widerstandskraft verloren hat, gelangen die Bakterien schnell in ihr Gewebe hinein und verursachen nun die schrecklichen Krankheiten, die wir jeden Tag in Krankenhäusern und an anderen Plätzen finden können. Da die Kultur fortschreitet, ist die Menschheit gezwungen, dauernd unter den durch sie bedingten ungünstigen Bedingungen zu leben. Deswegen müssen wir bestrebt sein, die Lunge durch absichtliche Uebung zu kräftigen, um sie gegen die Angriffe der Bakterien widerstandsfähiger zu machen.

Nicht nur berühmte Priester und Gelehrte, sondern fast alle Alten atmeten in ihrer einfachen Lebensweise die frische Luft natürlich ein, wie ein Kind. Im Neuen Testament steht geschrieben, daß Jesus Christus oft mit seinen Jüngern auf einen Berg stieg und hier zu Gott betete, indem er gen Himmel sah. In derselben Weise beteten sehr viele Leute, besonders im Orient, die Sonne, die sie für ihren Gott hielten, an, nachdem sie am Morgen ihr Gesicht und ihren Körper mit kaltem Wasser gewaschen hatten. Wenn sie so in der frischen Luft zum Himmel und zur Sonne beteten oder Lieder sangen, so übten sie damit zugleich eine gute Methode des Tiefatmens. Obgleich dieses Beten zur Sonne von Menschen unserer Zeit als Aberglaube bezeichnet wird, können wir uns, von der modernen medizinischen Wissenschaft aus, wohl vorstellen, daß es eine gute Wirkung auf ihre Gesundheit gehabt haben mag.

Dreitausend Jahre vor unserer Zeit war eine Methode des Tiefatmens durch den Brahmanismus, jene alte indische Religion, entwickelt worden. Später wurde das „Zazen" von Buddha eingeführt, es war auch eine Methode des Tiefatmens. Nach und nach wurden verschiedene Methoden des Tiefatmens in Europa, China und Japan entdeckt. Vor fünfhundert Jahren hatte „Hakuin Zenshi", ein berühmter japanischer Priester, eine Methode des Unterleibatmens, welches auch eine Methode des Tiefatmens ist, entdeckt. Außer diesem Weisen haben auch andere Leute das Tiefatmen nach ihren eigenen Methoden ausgeübt, obgleich sie seine heilsame Wirkung, vom medizinischen Gesichtspunkte aus, nicht kannten. Jetzt kann man beobachten, daß sie solche Methoden annahmen, um ihren Geist auszubilden. Ihre Methoden des Tiefatmens bildeten nicht nur ihren Geist aus, sondern stärkten auch ihren Körper.

Ich möchte jetzt einige alte Methoden des tiefen Atmens

beschreiben. Eine Methode, die von den Brahmanen ausge-übt wurde, ehe Buddha aufgetreten war, ist folgende:

1. Nachdem man das rechte Nasenloch mit dem Zeige-finger der rechten Hand geschlossen hat, holt man durch das linke Nasenloch Atem.

2. Nachdem man darauf ausgeatmet hat, schließt man das linke Nasenloch mit dem Zeigefinger der linken Hand und holt durch das rechte Nasenloch Atem. Uebe dieses tiefe Atem in der Weise jeden Morgen und Abend einige Zeit aus.

Die Methode des „Zazens" war:

1. Setze dich auf eine Matte oder auf einen Teppich und lege ein Kissen unter das Gesäß. Kreuze dann die Beine in der Weise, daß das linke Bein auf dem rechten Schenkel und das rechte Bein auf dem linken Schenkel liegt.

2. Lege den rechten Handrücken auf den mittleren Teil des linken Beines, dann die linke Handfläche auf die rechte Handfläche, so daß die Daumen sich gegenüberliegen.

3. Sitze aufrecht, öffne die Augen und beginne langsam durch die Nase zu atmen.

Die Methode Hiratas, eines berühmten japanischen Ge-lehrten war:

1. Nachdem man in das Bett gegangen ist, lege man sich auf den Rücken und strecke die Beine so weit als mög-lich aus.

2. Hole dann Unterleibsatem, der dadurch aufgenommen wird, daß man dabei hauptsächlich die Unterleibsmuskeln benutzt.

3. Zähle die Zahl der Atemzüge bis hundert und ver-mindere dann das Strecken der Beine, bis sie in normaler Lage liegen.

Wie ich vorher schon erwähnte, hat jedes Tiefatmen eine große Wirkung, deshalb ist es nicht nötig, daß wir eine besonders schwierige Methode ausüben. Aber etwas ist sehr nötig, nämlich, daß wir, wenn wir die Wirkungen des Tief-atmens vollkommen verstanden haben, es auch unser ganzes Leben hindurch fortsetzen. Der Wille des Menschen ist un-beständig. Gerade so, wie wir uns entschlossen haben, das tiefe Atmen anzufangen und fortzusetzen, so sind wir auch geneigt, dasselbe wieder aufzugeben, entweder wegen Zweifels oder wegen Nachlässigkeit, und schließlich hören wir über-haupt damit auf. Es tut mir leid, daß ich sagen muß, daß eine große Anzahl solcher Fälle unter meinen Freunden und anderen, während ich in Japan war, vorkamen. Daß wir unserem Körper die Gesundheit erhalten, ist unsere Pflicht dem Vaterlande und der Gesellschaft gegenüber. Setzen wir voraus, daß wir einmal von der Schwindsucht befallen werden, so können wir nicht für das Vaterland arbeiten, und unbewußt verursachen wir den Tod von anderen, indem wir dieselben anstecken, in der Weise schaden wir mehr oder weniger unserem Lande. Wenn wir glauben, daß das Tiefatmen ein starkes Vorbeugungsmittel gegen die Schwindsucht ist, und daß es gleichzeitig unseren Körper und Geist gesund zu erhalten vermag, dann ist es unsere Pflicht, wenn wir es einmal angefangen haben, es auch fortzusetzen. Von meinem Standpunkte aus binde ich mich, obgleich ich gezwungen bin, die verschiedenen Methoden des Tiefatmens zu erklären, an keine Spezialmethode, auch für den Leser ist es nicht nötig, das tiefe Atmen allein nach den folgenden Methoden auszuüben. Man kann es zehn Minuten lang zu jeder Zeit und nach der Methode, die einem am besten paßt, ausüben. Außerdem wollte ich auch noch erwähnen, daß es nötig ist, eine bestimmte Zeit zu wählen und das Tiefatmen, wenn es möglich ist, am Morgen vor einem offenen Fenster, im Garten oder in Feldern auszuüben. Auch nach des Tages Arbeit und ehe man schlafen geht, ist es empfehlenswert, zehn Minuten lang tief zu atmen.

Die verschiedenen Methoden des Tiefatmens, die ich zur Auswahl empfehlen möchte, sind folgende:

1. Die sitzende Methode: Setze dich aufrecht hin, dehne die Brust einigermaßen aus, hefte die Augen auf einen Punkt oder schließe sie leicht, lege beide Hände auf die Kniee, schließe den Mund und beginne langsam durch die Nase zu atmen.

2. Die liegende Methode: Lege dich gemächlich auf den Rücken, strecke langsam beide Beine aus, lege die Hände an die Schenkel und führe das Tiefatmen in natürlicher Weise aus.

3. Die gehende Methode: Diese Methode muß während des Gehens ausgeführt werden. Lege beide Hände an die Schenkel, gehe gerade, ziehe die Schultern zurück und führe dann das Tiefatmen nach irgendeiner Methode aus. Es ist nicht nur unmöglich, sondern auch unnütz, diese Methode auszuführen, wenn man schnell geht oder gar läuft. Wir müssen das Tiefatmen nur ausführen, wenn wir langsam durch Wälder,

über Berge, an Ufern von Flüssen oder an anderen Orten, wo
es reine Luft gibt, spazieren gehen.

4. Die stehende Methode: Diese Methode ist bei den
Japanern am gebräuchlichsten und kann in folgende Klassen
geteilt werden:

A. Stehe aufrecht (siehe Figur *A* in der Haltung). Lege
die Hände längs der Hüften, schließe den Mund und beginne
tief zu atmen. Während der Einatmung hebe beide Hände,
bis sie parallel mit den Schultern sind. Behalte diese Stellung
drei Sekunden lang bei und führe dann langsam die Hände
in ihre frühere Stellung zurück, indem du dabei langsam aus-

Abbildung 1.Abbildung 2.

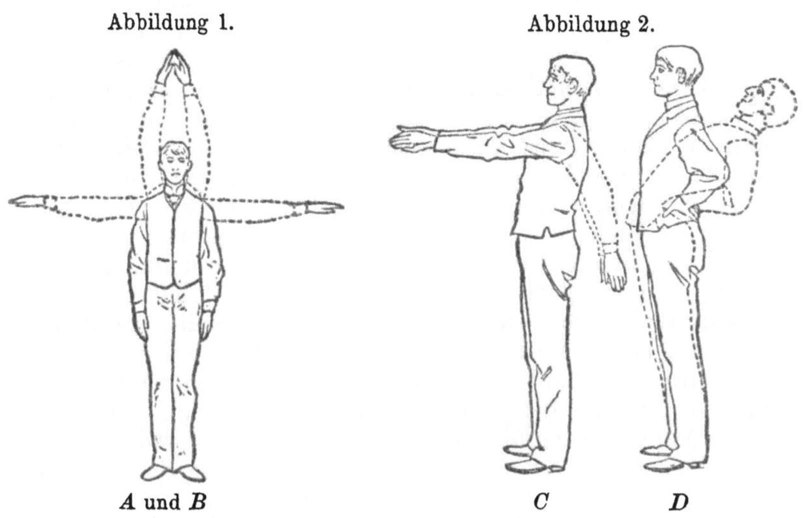

A und *B**C*   *D*

atmest. Ausatmen soll man dabei etwas schneller als einatmen.

B. Nimm dieselbe Stellung wie in Figur *A* ein. Hebe
während des Einatmens die Hände allmählich so hoch, bis
sich die Handflächen über dem Kopfe berühren, erhebe dich
gleichzeitig auf die Zehen. Nachdem du drei Sekunden lang
in dieser Stellung verharrt hast, führe die Hände in ihre
frühere Lage zurück, indem du dabei ausatmest.

C. Nimm die Stellung der Figur *C* ein. Strecke die
Hände nach vorn aus, wie wenn du schwimmen wolltest, und
zwar so, daß sich die Handrücken berühren, ziehe dann beim
Einatmen die Hände so zurück, daß sich die Handflächen

hinten berühren. Nachdem du drei Sekunden in dieser Stellung verharrt hast, atme aus, indem du dabei die Hände in ihre frühere Lage zurückführst.

D. Setze die Hände in die Taille wie Figur D zeigt. Beuge den Körper während des Einatmens rückwärts. Bleibe drei Sekunden lang in dieser Stellung und beginne dann auszuatmen und bringe dann den Körper in seine alte Lage zurück.

E. Nimm dieselbe Stellung, die Figur D zeigt, ein. Strecke beide Hände parallel zueinander nach vorn aus, balle die Fäuste, lasse diese dann während des Einatmens nach unten und rückwärts fallen. Wenn du drei Sekunden lang diese Stellung beibehalten hast, bringe die Hände allmählich in ihre frühere Lage zurück, indem du gleichzeitig ausatmest.

Diese fünf Methoden sind besonders für Schulen, für das Heer usw. geeignet. Aber sie passen nicht so gut für eine einzelne Person, besonders nicht für eine Frau; deshalb würde ich die Methode F in einer gewöhnlichen Weise empfehlen. Ich führe auch das Tiefatmen jeden Morgen und Abend nach folgender einfacher Methode aus: Nimm eine feste Haltung ein, lege die Hände an die Schenkel, hebe dann während des Einatmens die Schultern, indem du sie dabei von vorn nach hinten drehst. Nachdem du drei Sekunden lang in dieser Stellung verharrt hast, bringe während des Ausatmens die Schultern wieder in ihre alte Lage zurück, indem du sie dabei von hinten nach vorn drehst, wie die punktierten Linien der Figur F anzeigen. Diese Methode kann überall, wo wir wollen, angewandt werden, zum Beispiel, wenn wir auf dem Lande und in den Straßen spazieren gehen, wenn wir in einem Raum, auf einem Pferd, in der elektrischen Bahn, im Zuge, in einem Omnibus sitzen, oder wenn wir in einem Raume nach der Arbeit bleiben. Jedoch ist es besser, das Tiefatmen auszuführen, wenn die Luft rein ist. Alle diese Methoden sind so leicht, daß sie selbst von einem Kind leicht ausgeführt werden können.

Wir üben das Tiefatmen unbewußt aus, wenn wir singen oder wenn wir Worte in Befehlston sprechen. Ich habe folgende interessante Geschichte von einem japanischen Arzte gehört, daß er nämlich von der Schwindsucht genas, an der er acht Jahre gelitten hatte, nachdem er Gidayu, eine Art japanischer Lieder, zu singen begonnen hatte. Wir können sehr leicht verstehen, daß wir, wenn wir gut singen wollen, gesunde Atmungsorgane und besonders eine starke Lunge

haben müssen. Derjenige, der an Luftröhrenkrankheit leidet,
kann nicht so gut singen wie ein Gesunder. Tatsächlich
können wir durch das Singen starke Atmungsorgane be-
kommen, wenn seine Methode fehlerfrei ist, und wir können
das Singen als eine Methode des Tiefatmens ansehen. Daher
müssen wir uns sehr vor der Methode des Singens in Acht

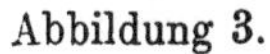

Abbildung 3.

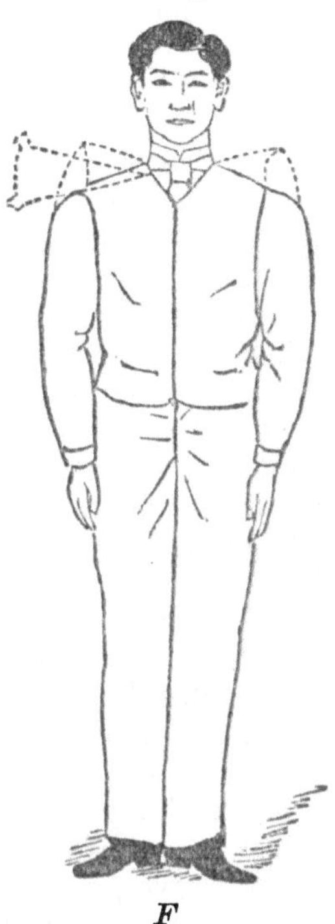

Zeigt die Bewegung der Schultern während des tiefen Atmens.

nehmen, und, wenn möglich, während des Singens stets gerade
stehen und langsam durch die Nase atmen.

Beim Tiefatmen müssen wir besonders drei Regeln be-
achten:

1. Wir sollen nicht gleich beginnen, zehn Minuten lang
tief zu atmen. Atme am ersten Morgen zwei- oder dreimal
in einer Minute tief ein. Am Abend desselben Tages vier-

oder fünfmal in zwei Minuten, am zweiten Morgen sieben-
oder neunmal in drei Minuten, am Abend desselben Tages
zehn- oder zwölfmal in vier Minuten.

In dieser Zeit vermehren wir die Zahl der tiefen Atemzüge und nach fünf Tagen sind wir imstande, in zehn Minuten
dreißig tiefe Atemzüge auszuführen. Wenn wir das einzeln
rechnen, brauchen wir zwanzig Sekunden zu einem tiefen
Atemzug, d. h.: neun Sekunden zum tiefen Einatmen, drei
Sekunden, um die Luft in der Lunge zu behalten und acht
Sekunden zum Ausatmen. So kann man in zehn Minuten
dreißig tiefe Atemzüge ausführen. Obgleich das Tiefatmen
nach der oben erwähnten Zeittafel beschwerlich ist, müssen
wir es im Anfang doch einige Tage so ausführen. Allmählich sind wir imstande, es ohne jede Schwierigkeit auszuführen, jedoch ist es wesentlich, daß man sich erinnert, daß
man langsam durch die Nase atmen muß. Ich habe oft von
meinem Freund gehört, daß er, als er das Tiefatmen begann,
plötzlich von einem Schwindel befallen wurde. Das ist eine
physiologische Erscheinung, wenn wir im Anfang zu heftig
oder zu lange tief atmen. Der Grund für diesen Schwindelanfall ist folgender: Während des tiefen Einatmens wird der
Brustdruck sehr verringert, daher ist das Blut des Hirn-
gewebes in einem Zustande von physiologischer Blutlosigkeit,
wohingegen beim tiefen Ausatmen der Brustdruck verstärkt
wird und das Blut in der Brust schnell nach dem Gehirn
zurückkehrt, so daß es hier einen Blutandrang hervorruft.

Ein geringer Wechsel des Blutdrucks tritt selbst dann
auf, wenn man gewöhnlich tief atmet, beim heftigen Tiefatmen
ist dieser Wechsel natürlich viel größer und verursacht die
Blutlosigkeit und den Blutandrang in so hohem Maße, daß
daraus eine Störung der Nerventätigkeit des Gehirns und ein
plötzlicher Schwindelanfall hervorgerufen wird.

Es gibt noch einen anderen Grund für einen solchen
Schwindelanfall: Wenn wir heftig tief einatmen, reizt der
kalte Luftstrom die Nervenfasern an den Wänden des Schlund-
kopfes, des Kehlkopfes, der Luftröhre und der Bronchien
und besonders die Fasern des Nervus vagus, wodurch ebenfalls ein plötzlicher Schwindelanfall verursacht werden kann.

2. Das Volk sagt oft, daß das Tiefatmen während der
Nacht nicht gut für uns ist, weil während der Nacht die
ganze Natur wie Menschen und andere Tiere atmet, und zwar
Sauerstoff einatmet und Kohlensäure ausatmet. Nach einer

allgemeinen Regel hat diese Wundererscheinung einen sehr kleinen Einfluß auf den Luftwechsel. Im Gegenteil ist Nachtluft kühler und reiner als am Tage. Daher können wir das Tiefatmen auch in der Nacht ausüben, weil diese gerade für uns vorteilhaft ist.

3. Ich möchte im folgenden kurz auf die Verwandtschaft zwischen Tiefatmen und körperlicher Uebung, welche man häufig mißversteht, zu sprechen kommen. Eines Tages, als ich in Japan war, besuchte mich einer meiner Freunde und sagte zu mir: „Ich laufe jeden Morgen wegen des Tiefatmens durch die Felder." Ich erwiderte ihm darauf: „Das Laufen ist eine gute Uebung für Sie, aber Sie müssen wissen, daß Sie während des Laufens und einige Zeit danach das Atmen nur oberflächlich ausführen können." Solch ein Irrtum tritt oft bei jungen Leuten ein, die den Sport lieben.

Wenn wir unsere körperlichen Uebungen allmählich vermehren, wird unser Atem oberflächlich und kurz, und wir müssen atmen, indem wir dabei alle Brust- und Bauchmuskeln mit zu Hilfe nehmen wie ein Kranker, der an Atembeschwerden leidet. Beim ersten Anblick scheint es, als ob wir wirklich tief atmen, aber es ist nicht so, sondern es ist ein oberflächliches Atmen. Es besteht nämlich zwischen tiefem und oberflächlichem Atmen ein großer Unterschied in bezug auf seine physiologischen Wirkungen.

Ich empfehle jedem alle Arten von Uebungen, nämlich: Rennen, Fußball, Schlagball, Tennis, Rudern, Schwimmen usw., weil sie natürlich den Körper stärken. Wir sollen jeden Tag eine Zeit lang körperliche Uebungen machen, aber dann müssen wir zu einer anderen Zeit, wenn unser Körper und Geist in Ruhe ist, tief atmen. Denn während der körperlichen Uebungen oder einige Zeit danach können wir nicht tief atmen. Der Grund dafür ist folgender:

Die Verbindung von Nahrung und Sauerstoff in den Geweben unseres ganzen Körpers erzeugt Energie. Wenn wir viele Uebungen ausführen, müssen wir essen, so daß wir durch den Darmkanal Nahrung in die Gewebe bringen. Zu gleicher Zeit atmen wir eine große Menge Sauerstoff in die Lunge ein. Dann müssen wir, hauptsächlich aus der Lunge, eine große Menge Kohlensäure, die bei der Verbindung der Nahrung mit dem Sauerstoff entstanden ist, abgeben. Nach physiologischen Forschungen kann man feststellen, daß innerhalb von zehn Minuten der Bestand der aus der Lunge ausgeführten

Kohlensäure beim Tiefatmen geringer ist als beim normalen Atmen. Daher ist es für uns ganz unmöglich, während des Laufens oder anderer körperlicher Uebungen, tief zu atmen und wenn wir wagen das Tiefatmen unter solchen Umständen fortzusetzen, werden wir uns schließlich mit der Kohlensäure vergiften, das zu unserem Tode führen kann.

Es ist wohl bekannt, daß der Druck des Sauerstoffs bei der eingeatmeten Luft größer und der Druck der Kohlensäure kleiner ist als bei der ausgeatmeten Luft, d. h. die eingeatmete Luft besitzt mehr Sauerstoff und weniger Kohlensäure als die ausgeatmete Luft. Je größer der Unterschied des Gasdruckes zwischen dem Blut und der Luft ist, desto schneller geht der Gasaustausch vor sich. Wenn wir daher laufen, oder unmittelbar danach, müssen wir die frische Luft, von der eine große Menge Sauerstoff von dem Blut des Lungengewebes aufgenommen wird, schneller einatmen, zu gleicher Zeit müssen wir aber auch öfter als gewöhnlich ausatmen und geben dabei eine große Menge Kohlensäure, die in dem Blute enthalten ist, mit ab. Aus diesem Grunde nimmt unser Atmen, je nach der Ausdehnung unserer körperlichen Uebung, zu, und der Herzschlag nimmt auch zu, um das frische Blut, das sogenannte Arterienblut, nach allen Geweben des Körpers zu führen und das unreine Blut, das sogenannte Venenblut, von den Geweben nach der Lunge zurückzubringen, wo der Gasaustausch stattfindet. In diesem Augenblick würden wir, wenn wir plötzlich an einem Herzfehler oder an Asphyxie erkrankten, schneller sterben als im Zustande der Ruhe. Hier möchte ich jedem raten, das an sich selbst zu prüfen, da dieser Beweis besser als die Diskussion ist. Wenn wir 30 Minuten lang laufen, müssen wir schnell und kurz atmen und wenn die Größe der Atmung dann mit dem Spirometer gemessen würde, würde sie außerordentlich vermindert erscheinen, ferner ist die Anzahl der Atemzüge und Pulsschläge während des Rennens und kurz danach größer als im normalen Zustande, daher ist es ganz unmöglich, das Tiefatmen in diesem Zustande richtig auszuführen.

Ich habe gehört, daß einige Turnlehrer mit ihren Schülern während des Rennens oder unmittelbar nach anderen Turnübungen tiefe Atemzüge machten. Das kommt daher, weil die Lehrer denken, daß man während des Tiefatmens mehr Sauerstoff einatmen könnte als während des normalen Atmens. Da aber das Tiefatmen die Atmung, den Blutkreislauf und den Verstand reguliert, ist es besser, wenn wir es ausführen, ehe die Schule geöffnet ist oder in der Turnstunde vor Beginn der Turnspiele oder 10—15 Minuten danach, aber nicht früher.

Ich hoffe, daß alle Turnlehrer, deren Pflicht es ja ist, die Gesundheit ihrer Schüler zu fördern, auf diese Tatsache achten werden.

Am Ende dieses Kapitels möchte ich noch hinzufügen, wann und wie man das tiefe Atmen zu Hause ausüben soll. Erstens, nachdem wir aufgestanden sind und uns gewaschen haben, sollen wir beginnen, an einem Fenster, das vollständig geöffnet ist, tief zu atmen, und am Abend sollen wir, ehe wir zu Bett gehen, auch zehn Minuten lang in derselben Weise tief atmen. Nach solcher Weise führe ich das Tiefatmen jeden Morgen und Abend aus. Was die Methoden, wie oben erwähnt, betrifft, steht es uns frei, die passende für uns herauszufinden, aber wir dürfen nicht vergessen, sehr tief und sehr langsam ein- und auszuatmen. Wenn es zu kalt ist, so daß es uns unangenehm ist, das Tiefatmen auszuführen, können wir es auch im Zimmer machen, wenn wir vorher die Fenster zehn Minuten lang geöffnet haben.

Der günstige Einfluß des Tiefatmens auf die Gesundheit unseres ganzen Körpers.

Ausgehend von einer großen Zahl von Experimenten, mit deren Hilfe es mir gelang, schwächliche Menschen gesund zu machen, und sie davor zu bewahren, der Schwindsucht zum Opfer zu fallen, möchte ich nunmehr einige Erklärungen über die Ursache dieser günstigen Wirkung geben.

Beim Tiefatmen betätigen sich nicht nur unsere Lungen, sondern auch die Brustmuskeln, Hals, Thorax und Unterleibsorgane. Ueber den Unterschied zwischen normalem Atmen und Tiefatmen — vom anatomischen Standpunkt aus — sei folgendes bemerkt: Das normale Atmen geschieht durch die Zusammenziehung des Zwerchfells und der äußeren Zwischenrippenmuskeln, und das normale Ausatmen durch die Spannkraft der Lungen und die Erschlaffung der Muskeln, die wieder in ihre vorherige Lage zurückkehren. Auf diese Weise geht die Atmung in unwillkürlicher Weise vor sich.

Normale Atmung
{ Zwerchfell (Diaphragma)
{ M. intercostales externi

Beim tiefen Atemholen können wir willkürlich noch 18 andere Muskeln in Tätigkeit versetzen.

Tiefes Einatmen
{ M. scalenus
{ M. levatores costarum (brevis et longus)
{ M. serratus posticus superior
{ M. sternocleidomastoideus
{ M. trapezius
{ M. pectoralis major
{ M. pectoralis minor
{ M. serratus magnus.

Tiefes Ausatmen
{ M. serratus posticus inferior
{ M. latissimus dorsi
{ M. intercostales interni
{ M. transversus thoracis
{ M. rectus abdominis
{ M. obliquus abdominis internus
{ M. obliquus abdominis externus
{ M. quadratus lumborum.

Außer der direkten Funktion dieser Muskeln können wir indirekt beim Tiefatmen noch folgende andere Muskeln in Tätigkeit setzen:

Indirekte Muskel-
tätigkeit bei tiefem
Atemholen

- M. sternohyoideus
- M. sternothyreoideus
- M. cricoarytaenoideus posterior
- M. thyreoarytaenoideus
- M. levator veli palatini
- M. azygos uvulae
- M. constrictor pharyngis
- M. naris anterior et posterior
- M. levator alae nasi
- M. orbicularis oris
- M. thyreohyoideus

Zunächst müssen wir nun die physiologischen Veränderungen beobachten, die bei Tiefatmen an dem Thorax und den Unterleibsorganen auftreten.

Wenn wir tief einatmen, können wir eine allmähliche Schwellung des Abdomens bemerken, welche durch den Druck des Zwerchfells in die Bauchhöhle hinein bewirkt wird. Diese Schwellung aber stößt auf Widerstand von seiten der Bauchwände, und alle Unterleibsorgane werden nun von dem Druck des Zwerchfells und der Bauchwände zugleich betroffen. Während des tiefen Ausatmens ziehen sich alle Muskeln des Abdomens zusammen, nach allen Richtungen der Nervenfasern und Blutgefäße von der Oberfläche der Leber, Milz, Bauchspeicheldrüse, Magen und Därme. Durch diesen Reiz, der durch den Druck verursacht wird, wird die Tätigkeit der Nervenfasern und die Blutzirkulation lebhafter.

Noch wichtigere Veränderungen aber werden beim Tiefatmen durch den Druck von Abdomen und Thorax verursacht. Die hauptsächlichsten Punkte seien in folgenden Sätzen kurz erklärt:

1. Während des tiefen Einatmens nimmt der Druck des Thorax ab und der des Abdomens zu.

2. Während des tiefen Ausatmens wird der Druck des Thorax stärker und der des Abdomens schwächer.

Wie jedermann weiß, ist der Wind ein Luftstrom, der von den Schichten mit hohem atmosphärischen Druck auf die mit niedrigem atmosphärischen Druck hinstößt. Die Blutzirkulation gleicht in gewisser Weise diesen Bewegungen der Luft. Wenn kein Wechsel des Druckes vorhanden wäre, würde unsere Atmung aufhören. Wir sehen, daß das Herz sich immer dem hohen Druck der Blutzirkulation akkommodiert. Die Störung der Blutzirkulation in der Bauchhöhle ist ihrer natürlichen Lage entsprechend eine viel häufigere als an irgend welchen anderen Stellen. Z. B. das venöse Blut, das vom Magen, den Därmen, Leber und Bauchspeicheldrüse kommt, fließt in die Pfortader; danach teilt sich diese in zwei Aeste, welche in den rechten und linken Lappen der Leber eintreten, und verzweigt sich allmählich in kleinere Kapillaren, welche ein Netzwerk in dem Gewebe der Leber bilden. Zuletzt vereinigen sich die Kapillaren in die Lebervenen und treten als solche in die Vena cava inferior ein. Dadurch wird die Blutzirkulation in der Bauchhöhle, besonders in der Leber, der Milz und den Därmen eine sehr langsame, und es kann dort leicht eine Blutstockung stattfinden.

Sogar bei normaler Atmung befindet sich der Thorax unter leichtem negativen Druck von 6—7 mm Hg, dies erleichtert die Funktion des Herzens mehr oder weniger, doch ist der Einfluß meist nur gering. Unsere physiologischen Experimente mit dem Manometer beweisen, daß ein kräftiges Ausatmen einen positiven Druck von 108—256 und ein kräftiges Einatmen einen negativen Druck von 140 bis 254 mm Hg bewirkt. Diesen starken Wechsel im Thorax können wir willkürlich eintreten lassen, aber ratsam ist es nicht. Meinen eigenen Erfahrungen gemäß möchte ich als Regel einen Wechsel des positiven und negativen Druckes von 15 zu 30 mm Hg empfehlen, und dieser wird schon durch gemäßigtes Tiefatmen verursacht.

Der negative Druck im Thorax entsteht durch die Kraft, welche das Einatmen erzeugt, und die elastische Spannung, welche der Lunge zu eigen ist, damit sie nach der Ausdehnung in ihre frühere Lage zurückkehrt, und die höchste elastische Kraft entsteht durch größte Ausdehnung als Folge tiefen Einatmens. Dieser negative Druck mißt nach Versuchen am eigenen Körper gewöhnlich 25—30 mm Hg. Wenn die elastische Spannkraft 25 mm Hg negativen Druck erzeugt und der durch Einatmung 15 mm Hg beträgt, so nimmt unser Thoraxdruck selbst bei mäßiger Einatmung 40 mm Hg ab. Der normale atmosphärische Druck ist 760 mm Hg, also hat unser Thorax bei dem Einatmungsprozeß 720 mm Hg, d. h. einen Druck, der tiefer ist als der atmosphärische Druck.

Das Gegenteil ist nun der Fall, wenn wir ausatmen, der negative Druck verwandelt sich in einen positiven. Die Spannkraft der Lunge, die das Zusammenziehen bewirkt hat, ist am Ende einer tiefen Ausatmung erschlafft, sie mißt nun ungefähr 6 mm Hg. Wenn der positive Druck, welcher durch mäßig tiefes Ausatmen verursacht wird, ein solcher von 25 mm Hg ist, steht unser Thorax jetzt unter einem Druck, welcher um 19 mm Hg höher ist als der normale Luftdruck (vgl. 760 + 25 — 6 = 779 mm Hg, 779 — 760 = 19 mm Hg). Daraus folgt, daß der Unterschied im Druck zwischen tiefem Einatmen und tiefem Ausatmen auf 59 mm Hg berechnet werden kann (vgl. 779 — 720 = 59 mm Hg).

Fast alle Körperteile, ausgenommen der Thorax, sind abhängig vom normalen Luftdruck. Jedermann weiß, daß das Fallen des Luftdrucks Sturm erzeugt.

Die Blutzirkulation unseres Körpers ist der Strom des Blutes von den Teilen mit hohem Druck zu denjenigen mit tieferem nach Art des Windes.

Wenn also durch tiefes Einatmen ein negativer Druck im Thorax entsteht, steht die Bauchhöhle unter positivem Druck, daher fließt das Blut, das in der Bauchhöhle zirkuliert, mit größerer Geschwindigkeit in die Unterleibsorgane. Bei Patienten mit Lungenentzündungen ist die Blutzirkulation in der Lunge sehr gestört, und es machen sich daher auch schwere Störungen in den Unterleibsorganen bemerkbar, z. B. Hyperämie der Leber, der Milz und der Därme. Es ist ganz offenbar, daß solche Hyperämie von Störungen der Blutzirkulation in der Lunge verursacht wird.

Während des tiefen Ausatmens, wenn der Unterleibsdruck abnimmt, nimmt der Thoraxdruck zu, und das Blut, welches während des Einatmens in den Thorax gedrungen war, fließt mit großer Schnelligkeit in die Bauchhöhle zurück. Auf diese Weise wird die Nerventätigkeit und die Blutzirkulation in den Unterleibsorganen gekräftigt und die physiologischen Fähigkeiten dieser Organe verstärkt. Dies ist eine Erklärung für den Heilerfolg des Tiefatmens, durch das manche Kranke auch schon von chronischen Magen- und Darmkatarrhen geheilt worden sind oder auch von anderen Krankheiten der Abdominalorgane.

Früher behaupteten einige Autoren, daß der Wechsel des abdominalen Druckes, welcher durch Tiefatmung verursacht wird, großen Einfluß auf die Blutzirkulation des Körpers habe, nur nicht in den Unterleibsorganen selbst. Vor 6 Jahren erklärte Futaki so die Wirkung der abdominalen Atmung, und seine Methode zielt darauf hin, den abdominalen Druck zu vermehren.

Ueberdies, wenn durch Tiefatmen die Geschwindigkeit des Blutstroms in der Vena cava inferior zunimmt, so nimmt diejenige in der Vena iliaca communis, welche sich in die Vena cava inferior öffnet, ebenfalls zu und die Blutzirkulation in den unteren Extremitäten, der Harnblase, dem Anus, in den Geschlechtsorganen wird lebhafter, weil die Vena iliaca communis in den Venen endet, die von diesen Organen kommen, und nicht nur dies, auch das Blut in der Vena azygos und Vena axillaris wird reguliert; die erstere endigt in den Venen, die von den Zwischenrippenmuskeln, dem Oesophagus und Rückenmark kommen, die letztere in denjenigen der oberen Extremitäten. Darum entwickeln sich diese Organe besser und haben eine stärkere Widerstandskraft gegen Krankheiten, welche durch Bakterien erzeugt werden oder durch Störung der Blutzirkulation.

Hier nun wird es notwendig, auf den Lymphstrom, welcher mit dem Blutstrom alle Körperteile durchfließt, etwas näher einzugehen. Es ist bekannt, daß auch der Lymphstrom eine hohe Bedeutung für die Entwicklung unseres Körpers hat, und es gibt eine Reihe von Krankheiten, welche von Störungen im Lymphstrom verursacht werden. Die Lymphe, welche alle Körperteile durchzieht, tritt zuletzt in den großen Thoraxkanal ein, welcher in die Vena cava superior mündet. Ist also der Blutstrom in der Vena cava superior ein beschleunigter infolge tiefen Atmens, ist es der Lymphstrom im Thoraxkanal ebenfalls, und der Lymphstrom im ganzen Körper wird dadurch reguliert. Ueberdies wird ja der Lymphstrom schon an und für sich mit dem Blutstrom, mit welchem er zirkuliert, zugleich durch Tiefatmen beschleunigt.

Wir müssen jetzt etwas über den Zusammenhang zwischen der Wirkung des Tiefatmens und den Ursachen des Lungenemphysems sprechen. Das Lungenemphysem ist eine der am häufigsten vorkommenden Lungenaffektionen, und seine Ursachen sind sehr viele. Dabei ist aber zu betonen, daß die emphysematöse Ausdehnung der Lungen in der Regel ein sekundärer Folgezustand ist, der sich erst im Anschluß an andere vorhergehende Krankheiten entwickelt. Das Lungenemphysem als primärer Krankheitszustand ist eine keineswegs häufige Krankheit.

In sehr zahlreichen, es scheint in den meisten Fällen, entwickelt sich das Emphysem im Anschluß an eine chronische Bronchitis. Zum Beispiel, wenn durch die Schleimhautschwellung in den kleineren Bronchien der Luftzutritt zu den Alveolen erschwert ist, so bedarf es abnorm tiefer und kräftiger Inspiration mit starker Dehnung der Alveolen, um in die letzteren das genügende Luftquantum hineinzusaugen. Bei der Exspiration wirkt ein vielleicht noch schädlicherer Druck von innen auf die Alveolen ein.

Auf diese Weise vermindern sich allmählich die elastischen Kräfte der Lungen.

Ein weiteres, in durchaus ähnlicher Weise schädlich wirkendes Moment liegt in dem bei der chronischen Bronchitis häufig eintretenden Husten. Ebenfalls häufig sieht man die Entwicklung eines Emphysems bei einem schweren und anhaltenden Keuchhusten. Ferner können wir manchmal bei dem Bronchialasthma die schließliche Entwicklung eines dauernden Lungenemphysems beobachten.

Ein pathologischer Zustand ist es aber, wenn Elastizitätsverlust der Lungen bereits im frühen Alter eintritt, und zwar ohne daß eine der gleich zu erwähnenden besonderen Schädigungen auf die Lungen eingewirkt hat. Bei solchen im mittleren Lebensalter, ja zuweilen schon in der Jugend sich entwickelnden Emphysemen kann die Annahme einer angeborenen Schwäche der elastischen Elemente in der Lunge nicht von der Hand gewiesen werden. Dieselbe besteht wahrscheinlich in einer quantitativ oder in einer qualitativ mangelhaften Entwicklung des elastischen Gewebes. Andererseits können wir das Lungenemphysem als eine der Berufskrankheiten beobachten, z. B. die Berufsarten der Glasbläser, Blechmusiker und dergl. Diese Berufsarten erzeugen nicht nur die unregelmäßig vertiefte und beschleunigte Atmung, sondern bewirken auch einen verstärkten Exspirationsdruck, dem die Lungen beim Heben schwerer Lasten und dergl. ausgesetzt sind.

Man kann wohl annehmen, daß hier das Lungenemphysem an gesunder Lunge unter normalem Zustande nicht vorkommt. Das normale Tiefatmen ist eine physiologische Bewegung der Lungen, bei der diese ihre elastischen Kräfte erheben können. Ich habe bis jetzt noch niemals solche Patienten gesehen, bei denen Lungenemphysem sich bemerkbar machte nach regelmäßig getriebener Tiefatmung. Im Gegenteil, ich möchte sagen, daß regelmäßig geübtes Tiefatmen ein vorzügliches Vorbeugungsmittel gegen Lungenemphysem ist.

Im Folgenden soll der Einfluß des Tiefatmens auf die Thoraxorgane kurz besprochen werden. Die Lungen und das Herz sind sehr wichtige Organe des Thorax und stehen in engem Zusammenhang miteinander. Das Blut, das mit einer Menge Kohlensäure beladen ist, geht durch den rechten Ventrikel des Herzens in die Lungen, wo es beinahe all' seine Kohlensäure abgibt und dafür eine große Menge Sauerstoff in sich aufnimmt. Danach kommt es, so beladen mit Sauerstoff durch den linken Vorhof in den linken Ventrikel des Herzens und beginnt seinen Kreislauf durch alle Gewebe des Körpers. Leidet die Funktion eines dieser Organe, tut es die des andern auch. Wir können häufig beobachten, daß Lungenkrankheit von einem Herzfehler verursacht wird und umgekehrt. Demnach stärkt Tiefatmen Herz und Lungen zu gleicher Zeit.

Zum Schluß möchte ich auf den Einfluß der Tiefatmung auf das Gehirn eingehen. Das Gehirn ist eins der wichtigsten und auch eins der am feinsten gebauten Organe unseres Körpers. Fast jede Erkrankung des Gehirns hat schwere Störungen oder den Tod zur Folge. Es ist kaum zu viel gesagt, wenn man behauptet, daß fast alle Störungen des Gehirns von Störungen in der Blutzirkulation herrühren, darum müssen wir zusehen, diese stets in normalem Zustand zu erhalten. Schlagfluß ist eine der schlimmsten Gehirnerkrankungen, und ich möchte behaupten, daß tiefes Atmen bis zu einem gewissen Grade imstande ist, Schlaganfälle zu verhindern, denn diese entstehen durch Bruch eines Blutgefäßes im Gehirn.

Wie der Schwindsucht eine große Menge jüngerer Leute zum Opfer fallen, so kürzt der Schlagfluß das Leben vieler älteren Menschen Jahr für Jahr.

Das venöse Blut, welches durch das Gehirn zirkuliert, kommt aus dem Oberflächenteil und tritt dann in die Halsvene ein, durch welche es zum Herzen zurückkehrt. Wenn der Thoraxdruck ein negativer wird, und die Lunge sich durch tiefes Einatmen ausdehnt, fließt eine größere Menge aus dem Gehirn in den Thorax als bei normalem Atmen, und das Gehirn hat vorübergehend eine leichte Blutleere, durch welche die Kapillaren der Blutgefäße zusammengezogen werden. Dann aber, beim tiefen Ausatmen, der Thoraxdruck wird hoch, strömt eine größere Menge Blut in das Gehirn zurück und hat eine Blutüberfüllung zur Folge, durch welche die Kapillargefäße sich ausdehnen. Die Zeit der Blutüberfüllung ist dadurch nur kurz, denn das Blut, das in das Gehirn hineingekommen ist, fließt mit größerer Geschwindigkeit zurück.

Da nun der Blutstrom bei Tiefatmung mit größerer Geschwindigkeit im Gehirn zirkuliert als bei normalem Atmen, wird dadurch bis zu einem gewissen Grade das momentane Aussetzen der Zirkulation verhindert, was so leicht zum Bersten der Gefäße führt. Und mehr noch als das, die Wände der Gefäße werden kräftiger durch häufiges Ausdehnen und Zusammenziehen infolge Tiefatmens, und auch das mindert die Gefahr des Berstens und reguliert die allgemeine Blutzirkulation im Gehirn, so daß dadurch dem Uebel des Schlagflusses vorgebeugt wird.

Ich habe schon vielen Leuten Tiefatmen anempfohlen, und soweit ich es verfolgen konnte, ist keiner derselben an Schlagfluß erkrankt. Ich führe noch ein paar Beispiele an: Vor 7 Jahren verordnete ich 2 Männern und einer Frau, die sämtlich eine erbliche Anlage zum Schlagfluß besaßen, tiefes Atemholen. Ein Mann ist nun 54 Jahre alt, die Frau ebenfalls, der andere Mann 65, und sie befinden sich in bester Gesundheit, obgleich ihre Eltern an Schlagfluß im Alter von 48—69 Jahren gestorben sind. Man kann nun einwenden, daß alle drei vor dem gleichen Schicksal bewahrt geblieben sein wären auch ohne das Tiefatmen. Jedenfalls aber beweisen diese Fälle, daß durch das Tiefatmen eine besondere Disposition zum Auftreten eines Schlaganfalles nicht erzeugt wird.

Außerdem erfrischt Tiefatmen morgens und abends unser Gemüt und stärkt unseren Appetit. Wenn wir plötzlich davon ablassen würden, nachdem wir uns durch zweimonatige Ausübung daran gewöhnt haben, würde Appetitlosigkeit und Mattigkeit die Folge sein.

So also können wir in all' dem Gesagten erkennen, wie sehr die Tiefatmung unserem ganzen Körper zugute kommt.

Die vorbeugende Wirkung des Tiefatmens, um Schwindsucht zu verhüten.

Zur Erläuterung die allgemein bekannte Tatsache: Während die Hände eines Schmieds groß und dick sind, sind diejenigen eines Schauspielers zart und klein, und während ein Briefträger stämmige und kräftige Beine hat, sind die Beine eines Schneiders dünn und schwächlich. Nehmen wir als Beispiel zwei Brüder an, von ganz gleichen Konstitutionen in der Kindheit. Der eine wird mit 13 Jahren ein Schmied, der andere im gleichen Alter Schauspieler. Nach 5 Jahren wird sich in der Entwicklung der Hände ein beträchtlicher Unterschied bemerkbar machen.

Bei einem rechtshändigen Menschen ist die rechte Hand meist viel stärker als bei einem linkshändigen. Bei unseren Versuchen haben wir nun festgestellt, daß die allgemeine Entwicklung der Muskeln und Knochen einer Brust, die an Tiefatmen morgens und abends gewöhnt ist, viel ausgeprägter ist, als die einer Brust, welche Tiefatmen nicht kennt. Wir können leicht beobachten, daß unsere Beine dünner werden, wenn wir monatelang keine Gehbewegungen machen.

Die Entwicklung der inneren Organe ist ebenfalls sehr abhängig von dem Gebrauch, den wir von ihnen machen, ganz in gleicher Weise wie Muskeln und Knochen in Armen und Beinen. So ist z. B. die Verdauungstätigkeit des Magens eines gesunden Menschen besser und geregelter als die eines Kranken. Wenn wir im Bette liegen und nichts anderes zu uns nehmen als Milch und Suppen, wird die Verdauungsfähigkeit des Magens eine geringere werden und er wird sich zusammenziehen, so daß ein solcher Magen tatsächlich kleiner ist als ein Magen, dem gewöhnliche Nahrung zugeführt und der in genügender Verdauungstätigkeit gehalten wird.

Ebenso entwickeln sich die Teile einer Lunge, die in gesunder Weise angestrengt werden, besser als andere, welche

weniger tätig sind, darum sind die mittleren und unteren
Teile einer Lunge stets besser entwickelt als die Lungenspitzen.

Wie schon oben erwähnt, ist die Tätigkeit der Lungen
unter normalen Verhältnissen nur gering. Beim Tiefatmen
beträgt die von der Lunge aufgenommene Luft 3000—3500 ccm,
während bei gewöhnlicher Ausatmung die gewechselte Luft
nur die geringe Menge von 500 ccm ausmacht. Der Wechsel
im Thoraxdruck kann bei nur mäßigem Tiefatmen bis zu
50 mm Hg gesteigert werden, während er bei gewöhnlichem
Atmen nur 1,5 mm Hg beträgt. Wir halten die Lungen meist
in einem Ruhestand, und machen selten stärkere Atemübung,
welche den erwähnten Druck und die Menge der eingeatmeten
Luft steigern.

Unter gewöhnlichen Bedingungen entwickeln sich die
Lungen in gleichem Maße wie die übrigen Organe des Körpers,
und mit der Entwicklung der letzteren hört auch die Entwicklung der Lungen auf. Diese aber haben einen schlechten
Stand, weil ihre natürliche Betätigung von vielen anderen
Bedingungen abhängig ist, und weil ihre besondere Funktion
nach einiger Zeit abgeschwächt wird. Füße und Hände
haben freie Bewegungsmöglichkeit, mehr noch, sie sind durch
die Haut gegen die in der Luft befindlichen Krankheitsstoffe
geschützt. Das Gleiche ist mit den inneren anderen Organen
der Fall. So zum Beispiel findet sich beim Eintritt in den
Verdauungskanal ein Speichel, welcher dem Wachstum der
Bakterien Widerstand entgegensetzt, und außerdem scheidet
der Magen ein Sekret aus, welches wie ein Gift auf die im
Magen befindlichen Bakterien wirkt und darum ihre weitere
Entwicklung zu verhindern imstande ist. Ueberdies ist der
Verdauungsapparat nicht immer im Ruhezustand. Drei Mahlzeiten am Tage sind nicht nur ein gutes Reizmittel, sondern
bewirken auch eine Tätigkeit, welche die Blutzirkulation
beschleunigt, also die gleiche Wirkung erzeugt wie Tiefatmung
in der Lunge.

Herz, Milz, Bauchspeicheldrüse und Nieren sind gegen
die Luft durch Haut und Muskeln geschützt, auch sind sie
nicht so wie die Lungen in ihren physiologischen Funktionen
behindert. Weil eben die Lungen nicht so gut gegen die
Bakterien geschützt sind, finden diese leichter ihren Weg hinein. Und die natürliche Funktion der Lunge ist sehr abhängig von dem allgemeinen Gesundheitszustand des Körpers;

von etwa beengender Kleidung, von Gemütserregungen usw.
Nehmen wir als Beispiel nur die zu oft zu enge Kleidung
der Frauen, ungünstige Stellungen, die das Atmen beein-
trächtigen, wie das Schreiben an einem Pult, dann den Einfluß, den irgend ein Mißgeschick auf den Gemütszustand aus-
übt. Die unreine Luft, welche eine Menge Staub und viele
Bakterien enthält, findet unter solch ungünstigen Bedingungen
viel leichter ihren Weg in die Lungen hinein.

Aus diesem Grunde nimmt die Widerstandsfähigkeit der
Lungen allmählich ab und die Disposition für Tuberkulose in
gleichem Maße zu. Dieses ist eine der Ursachen, daß die
Lungen so viel häufiger von dem Uebel der Tuberkulose
heimgesucht werden, als irgend welche andere Organe des
Körpers.

Seit längerer Zeit besteht kaum ein Zweifel darüber,
daß der Anlage für Tuberkulose Störungen in der Atmungstätigkeit früher oder später vorangegangen sind. Darum
müssen wir unsere Aufmerksamkeit auf die Form unserer
Brust richten, und darauf achten, ob sie Anlage für Tuberkulose zeigt. Früher war das in weit größerem Maße üblich
als heutzutage.

Im allgemeinen haben 35 % Tuberkulosekranke eine
abnorm geformte Brust, meist ist die Brust zu flach, die
Schulterknochen hängen herunter und den Muskeln des Brustkorbes fehlt die genügende Entwicklung.

Dann müssen wir betrachten, welche Teile der Lungen
am häufigsten von Tuberkelbazillen angegriffen werden.
1858 bewies Freund, daß die vorzeitige Verknöcherung und
die Verkürzung der ersten Rippenknorpel Anlage für Tuberkulose in den Lungenspitzen zur Folge haben, da sie deren
natürliche Funktion ungünstig beeinflusssen.

1896 fand Hart bei einer Anzahl Sektionen, daß die
vorzeitige Verknöcherung der ersten Rippenknorpel die Folge
einer ungenügenden Entwicklung der Knorpel ist, und stimmte
mit Freund darin überein, daß dies zum Teil die Entwicklung der Brust beeinträchtige und gleichzeitig die Tätigkeit
der Lungenspitzen schädige. Aus diesen Gründen suchte
man vor einigen Jahren Lungenschwindsucht und besonders
Spitzenkatarrh durch eine Operation zu heilen, die darin
bestand, daß man die erste Rippe entfernte.

Außerdem scheinen die Lungenspitzen schon an sich
eine natürliche Anlage für Tuberkulose zu besitzen. Turban

fand, daß unter 22 Familien 19 Kinder, deren Eltern an Tuberkulose gestorben waren, bereits von derselben Krankheit angegriffen worden waren, und zwar lag diese auf derselben Seite der Lungenspitzen, wie bei den Eltern. Daraus schloß er, daß die Lungenspitzen nicht nur den geringsten Widerstand gegen Tuberkulose zu leisten imstande seien, sondern daß auch erbliche örtliche Anlage dafür vorhanden sein kann. Krebs untersuchte diese Frage näher und bekam die gleichen Resultate, denn er fand unter 28 Familien 21 Kinder mit beginnender Krankheit an den Lungenspitzen auf der gleichen Seite wie bei den Eltern der Betreffenden.

Auf jeden Fall ist es augenscheinlich, daß die Lungenspitzen viel öfter von Tuberkulose heimgesucht werden, als andere Teile der Lunge. Ich selber untersuchte eine größere Anzahl Schwindsüchtiger in Tokyo-Charity-Hospital und fand, daß fast bei allen die Lungenspitzen zuerst von der Tuberkulose angegriffen worden waren. Die Fälle, bei denen die mittleren oder unteren Teile der Lunge zuerst erkrankten, sind selten. Nach statistischer Feststellung beginnt die Krankheit bei 80 % Schwindsüchtigen an den Lungenspitzen, und darum ist es so wichtig, ein Mittel zu finden, das speziell die Lungenspitzen vor Tuberkulose zu schützen imstande ist.

Wir wollen also annehmen, daß unter 100 Schwindsüchtigen 80 zuerst an den Lungenspitzen erkranken; wenn also in diesen 80 Fällen die Lungenspitzen ausreichende Widerstandskraft gehabt hätten, wären 80 Menschen unter 100 vor Schwindsucht bewahrt geblieben. Mit den Lungenspitzen zugleich wären auch die anderen Teile der Lungen vor dem Eindringen geschützt geblieben.

Außer den eben erwähnten pathologischen Erscheinungen, welche die Anlage für Tuberkulose begünstigen, haben die Lungenspitzen auch durch ihre physiologische Beschaffenheit eine örtliche Veranlagung für diese Krankheit, dies erklärt sich aus dem Folgenden:

1. Die Lungenspitzen stellen den obersten Teil der Lungen dar, und aus physikalischen sowie auch aus physiologischen Gründen reicht ihre Ventilation nicht aus für die obersten Spitzen und verringert die Widerstandskraft gegen die Tuberkelbazillen, welche mit dem Staub der Luft eingeatmet werden.

2. Wie der anatomische Befund zeigt, sind die Atmungs-

bronchien in den Lungenspitzen unregelmäßig und verzweigen sich in scharfwinkliger Form; außerdem ist die Beweglichkeit dieses Teils der Lungen schwächer als die der übrigen Partien. Daher können die Tuberkelbazillen auch leicht von der mittleren und unteren Lunge aus in die Lungenspitzen hineingelangen, sei es durch Husten oder durch Niesen, und das Sekret, das Tuberkelbazillen enthält, kann sich hier leichter anhäufen.

3. In den Lungenspitzen fließt der Strom von Blut und Lymphe langsamer als in den anderen Teilen der Lunge, was den darin befindlichen Tuberkelbazillen erleichtert, zum Stillstand zu kommen und sich festzusetzen. Außerdem sind die Lungenspitzen stets in einem verhältnismäßig anämischen Zustand, zufolge ihrer sehr großen Zahl kleiner Blutgefäße und auch dies erhöht die Anlage für Tuberkulose.

Hier nun scheint es notwendig, auf die Anatomie der Lungen näher einzugehen, um dann über die Heilmethoden zu sprechen, welche imstande sind, ihre ungünstige Disposition zu beseitigen.

Die Lungen, denen die Funktion obliegt, Kohlensäure auszustoßen, und dem Körper neuen Sauerstoff zuzuführen, zeigen im wesentlichen die Struktur einer traubenähnlichen Drüse und erhalten ihre Form durch Verzweigungen der Bronchialtuben, die in kugelförmigen Verbreitungen, ähnlich wie die Beeren einer Traube endigen. Dadurch bilden sich Lappen und Läppchen, welche von Bindegewebe begrenzt und umgeben sind. Das ganze liegt in einer Kapsel, welche an ihrer äußeren Oberfläche mit lymphatischem Endothel bedeckt ist. Die so beschaffene Drüse ist von Blut- und Lymphgefäßen und Nerven überall durchzogen und durchsetzt. Nach ihrem Eintritt in die Lungen teilen sich die großen Bronchialgefäße mehrfach durch Zweiteilung und Dreiteilung und geben viele kleine Aeste ab, bis sie sich auf die Größe von $1/5$ zu $1/8$ Zoll (4 mm) im Diameter vermindern. Die Zweiteilung der Hauptgefäße hört dann auf, aber eine Reihe von Aesten verändert ihren geraden Verlauf in einen gewundenen, und umschlingt so die Stammgefäße. Die einzelnen Aeste teilen sich wieder rechtwinklig zu einander, aber ohne weitere Verästelung, bis sie nur noch die Größe von $1/60$ zu $1/80$ eines Zolls haben, und das gibt dem ganzen seine eigentümlich verworrene Form. So werden die Bronchialgefäße kleiner und kleiner, bis sie die Luftbläschen erreichen, Alveolen genannt, welche stets mit Luft gefüllt sind, und hier findet nun der Luftaustausch statt.

Dies ist die ganz einfach erklärte anatomische Beschaffenheit der Lunge, deren Auseinandersetzung zur Erklärung der Wirkung der Tiefatmung notwendig ist.

Durch tiefes Atmen werden die kleinen Bronchien und Zellen ausgedehnt und wieder zusammengezogen und dadurch nimmt die Atmungsbetätigung aller Teile der Lunge zu. Durch wiederholte Uebung im Tiefatmen wird daher auch die Entwicklung der Lungenspitzen günstig beeinflußt.

Nach den anatomischen und klinischen Erfahrungen besteht zwischen der Entwicklung der Tuberkulose und dem Luftwechsel des Lungengewebes ein gewisser Zusammenhang; daher muß im folgenden auf den letzteren etwas näher eingegangen werden.

Der Luftaustausch zwischen dem Blut und der eingeatmeten Luft ist ein dauernder. Aber bei normaler Atmung dringt die neue Luft nicht genügend bis in die Lungenspitzen hinein, daher ist die Luft hier stets vermischt mit verbrauchter Luft, die einen weit größeren Prozentsatz Kohlensäure und nur einen kleinen Prozentsatz Sauerstoff enthält. Ist der Unterschied beider Gase groß, so ist es auch die Spannung in den Zellen und den die Zellen umgebenden Blutgefäßen, und es findet demgemäß ein schneller Luftwechsel statt, bei geringer Spannung aber nur ein langsamer. Das Blut, welches in die Lungen zurückkehrt, nachdem es durch alle Teile des Körpers gegangen ist, hat einen großen Prozentsatz von Kohlensäure ebenso wie die verbrauchte Luft, die frisch eingeatmete Luft aber enthält im Gegensatz dazu weit mehr Sauerstoff. Es ist also klar, daß der Luftaustausch zwischen Blut und eingeatmeter Luft hauptsächlich in den mittleren und unteren Teilen der Lunge stattfindet, wo die frische Luft durch Atmung direkt hineinkommt. Infolgedessen ist die Entwicklung der Gewebe hier eine bessere und der natürliche Widerstand gegen Krankheitserreger stärker als in den Lungenspitzen. Nach all unseren klinischen und anatomischen Untersuchungen kommen die ersten Anfänge der Tuberkulose nur selten in den mittleren oder unteren Teilen der Lungen vor, am allerwenigsten in den mittleren, wo für den Atmungsprozeß und Luftaustausch die günstigsten Bedingungen vorliegen.

Also, der Atmungsprozeß und der Luftaustausch ist in

den mittleren Teilen der Lungen besser noch als in den unteren, und hier wieder besser als in den Lungenspitzen. Da nun die Tuberkulose sich am seltensten in der mittleren Lunge und am häufigsten in der Lungenspitze festsetzt, scheint zwischen der Intensität des Atmungsprozesses und der Widerstandsfähigkeit gegen die Tuberkelbazillen ein bestimmter Zusammenhang zu bestehen. Ein stärkerer Luftaustausch erzeugt Widerstandsfähigkeit gegen Tuberkelbazillen, ein geringerer Disposition zu der Erkrankung der betreffenden Teile.

In Uebereinstimmung damit äußerte vor ein paar Jahren Kitasato, daß ein paar Tuberkelbazillen, welche in die Lungenspitzen hineingekommen sind, durch tiefes Einatmen frischer Luft abgetötet werden können.

Alle Zellen im Gewebe unserers Körpers haben direkt oder indirekt ihre eigene Atmung. Eine kleine Zahl der Hautzellen und des Darmkanals haben, soweit sie in Verbindung mit der Luft stehen, direkte Atmung, aber die größere Menge hat nur Atmung durch Vermittlung des Blutes. Alle Gewebszellen, welche größere Mengen Kohlensäure und nur wenig Sauerstoff enthalten, geben von ersterem ab und ziehen den letzteren aus dem Blut heraus. Die Gewebszellen der Lungen aber, wie auch alle Zellen der Bronchien und Alveolen stehen in Verbindung mit der eingeatmeten Luft und haben daher einen freien Austausch der Gase mit der Atemluft. Wie bekannt, wird der Gaswechsel durch das Blut vermittelt, und der Kreislauf des Blutes in unserem ganzen Körper wird selten aufgehalten. All das venöse Blut, das eine große Menge von Kohlensäure und nur wenig Sauerstoff enthält, tritt vom Herzen in die Lunge ein, wo es sich in arterielles Blut umwandelt, und nun Sauerstoff und Kohlensäure in umgekehrtem Verhältnis aufweist.

Demnach sind unsere Lungen ununterbrochen am Werk, unreines Blut in reines umzusetzen. Sobald die Lunge dieser Funktion verlustig ginge durch mechanische Behinderung oder andere Ursachen, würden wir sehr schnell an Sauerstoffmangel sterben. Durch physiologische Untersuchungen ist erwiesen, daß das Blut eines Erstickten viel mehr Kohlensäure und viel weniger Sauerstoff enthält als das eines gesunden Menschen.

Im gesunden Körper verläßt das Blut die Lungen und kehrt nach 17 Sekunden dahin zurück. Die Funktionen des

Luftaustausches ebenso wie die der Blutzirkulation sind also außerordentlich schnelle.

Es ist ganz begreiflich, daß bei starker Atmungstätigkeit alle Zellen unseres Körpers schneller eine größere Menge Sauerstoff einnehmen und mehr Kohlensäure abgeben als in ruhigem Zustande. Das können wir an einzelnen Geweben und Organen unseres Körpers deutlich beobachten. Z. B. wenn wir tief atmen, wird die Menge der Kohlensäure im Lungengewebe mehr zunehmen und die des Sauerstoffs mehr abnehmen, als es in irgend welchen anderen Organen möglich ist, denn die Lungenzellen sind bei Tiefatmung tätiger als alle anderen Zellen.

Dabei nimmt auch die Menge des Sauerstoffs in den Lungenspitzen ab, und es kommt mehr Kohlensäure hinein. Mit anderen Worten, die Spannung des ersteren nimmt in den Blutgefäßen ab, die des anderen zu. Die frische Luft, die durch tiefes Atmen in die Lungenspitzen hineindringt und die gleichen Gase in umgekehrten Mengen enthält, bewirkt nun einen schnelleren Austausch, als wie er bei normaler Atmung stattfinden könnte.

Einerseits also ergänzen die Zellen an der Oberfläche der Bronchien und Alveolen den Sauerstoff aus der Luft und geben die verbrauchte Kohlensäure an die Luft ab, und andererseits geben sie dem Blut eine Menge Sauerstoff ab und entziehen demselben die Kohlensäure. Wir können nun annehmen, daß die direkte oxydative Funktion eine sehr kräftige ist, so daß die Tuberkelbazillen, welche sich auf der Oberfläche angesammelt haben, dadurch geschwächt werden.

Als ich 13 Jahre alt war, begann ich mit dem Tiefatmen, weil ich dachte, Sauerstoff brennt im Gewebe der Lungen, wie Feuer in der Luft brennt, und die Tuberkelbazillen würden durch diese brennende Hitze getötet. Das war natürlich kindisch gedacht, aber doch nicht so ganz unsinnig, wenn wir den Standpunkt der medizinischen Wissenschaft von heute in Betracht ziehen.

Infolge der bereits erwähnten zweiten Besonderheit der Lungenspitzen sind diese häufig von Tuberkelbazillen heimgesucht. Wir wissen durch anatomische Untersuchungen, daß die Bronchien aus elastischen Fasern, aus glatten Muskeln und Bindegewebe bestehen, und daß sie in das Gebiet der atmenden Zellen hineinreichen. Darum haben sie viel Elastizität und können beliebig ausgedehnt und zusammengezogen werden. Bei tieferem Einatmen sind die atemholenden Bronchien sehr ausgedehnt, beim Ausatmen ziehen sie sich stark zusammen, und damit kommt zugleich ein starker Luftstrom in die Lunge, so daß die Bazillen, welche den Wänden der Bronchien und Alveolen anhaften, mit der ausgeatmeten Luft zugleich wieder ausgestoßen werden.

Außerdem sind die Flimmerepithelien an den Wänden der Bronchien immer tätig, die Bakterien abzustoßen. Dies ist eine von den natürlichen Widerstandskräften der Lungen gegen die eindringenden Bakterien, und kann noch bedeutend vermehrt werden durch einen starken Strom ausgeatmeter Luft. Wenn das Gewebe der Lungen in den Alveolen gesund ist und starke Widerstandskraft besitzt, können die Tuberkelbazillen nicht gedeihen. Denn eine in kräftiger Verfassung befindliche Lunge vermag auf den Reiz der eindringenden Bazillen mit einer starken Bindegewebsneubildung zu reagieren, so daß die Bazillen keine Gelegenheit zu üppiger Entwicklung finden und langsam zugrunde gehen. Aus der pathologischen Anatomie kennen wir die verkalkten Teile der Lunge, das sind diejenigen Partien, welche nach überstandenem Krankheitsprozeß bereits in Heilung übergegangen sind.

Es scheint ein Zusammenhang zwischen dem Wachstum der Tuberkelbazillen und den Bewegungen des Gewebes zu bestehen. Zum Beispiel, wenn wir Tuberkelbazillen züchten wollen, müssen wir sehr sorgsam die Nährböden im Brutschrank behalten. Besonders in der Zeit, wenn Tuberkelbazillen zu wachsen beginnen, scheinen sie durch Bewegung gehindert zu werden, aber wenn sie bis zu einer gewissen Größe gewachsen sind, haben sie die Neigung, immer mehr zu wachsen, indem sie der Bewegung und anderen Hindernissen widerstehen. Der Tuberkelbazillus ist ein aerober Bazillus; wenn in den Bouillonnährböden die Tuberkelhäutchen von der Oberfläche durch Bewegung heruntergesunken sind, können sie natürlich nicht mehr wachsen. Die Tuberkelbazillen haben in der Lunge oder anderen Organen unseres Körpers dasselbe Wachstum. Wie schon von Naegeli entdeckt wurde, hat jedes Lebensalter einige verkalkte Stellen im Gewebe des Körpers, das sind die Stellen, wo Tuberkelbazillen lebten. Das beweist, daß die Tuberkelbazillen in einem frühen Stadium ihres Wachstums abgestorben waren. Aber wenn sie bis zu einer gewissen Größe gewachsen sind, wie wir bei Schwindsucht oder in anderen Fällen sehen können, ist es sehr schwer, die Krankheit zu heilen. Dennoch sind die Lungenspitzen so etwas wie ein natürlicher Nährboden für die Tuberkelbazillen. Aus diesem einfachen Beispiel sehen wir am besten, daß die Tätigkeit der Lungenspitzen durch Tiefatmen die Entwicklung der Bazillen bis zu einem gewissen Grade verhindern kann.

In dritter Linie wurde festgestellt, daß nicht nur der Strom des Blutes und der Lymphe in den Lungenspitzen langsamer fließt, sondern daß auch die Verteilung der Gefäße eine geringere ist. Dies ist nun der wichtigste Faktor, der zur Folge hat, daß Tiefatmen sogar imstande ist, die bestehende Anlage für Tuberkulose zu vernichten.

Ich möchte nun die Heilerfolge des Tiefatmens durch Beispiele erläutern.

Das langsame Fließen von Blut und Lymphe in den Lungenspitzen hat nicht nur hier eine Anlage für Tuberkulose zur Folge, sondern setzt auch die übrigen Organe unseres Körpers der Gefahr aus, von Tuberkelbazillen oder anderen Bakterien angegriffen zu werden.

Ich litt als Kind 7 Jahre lang an Periostitis. Akute Periostitis ist eine Krankheit der Knochenhaut, welche von bestimmten pathogenen Bakterien (Streptokokken und Staphylokokken) verursacht wird. Der Beginn beider Krankheiten, Periostitis und Tuberkulose der Lungenspitzen, ähnelt sich sehr. Die Blutgefäße, welche durch die Epiphyse gehen, die das eine Ende des Röhrenknochens bildet, da, wo er sich mit dem Knorpel vereinigt, sind größer, und der Blutstrom fließt in diesen erweiterten Gefäßen langsamer als in den kleineren Gefäßen des übrigen Knochens. Pathogene Bakterien, welche in die Blutgefäße des Knochens hineingelangten, passieren den Röhrenknochen, wo ein schneller Blutstrom kreist, und lagern sich an den Wänden der Blutgefäße der Epiphyse an, wo das Blut langsam fließt. Daraus erklärt sich, warum die Entzündung der Knochen bei Kindern stets an der Epiphyse beginnt. In gleicher Weise passieren die Tuberkelbazillen, welche im Blut sind, die mittleren und unteren Teile der Lungen, und setzen sich an den Wänden der Blutgefäße in den Lungenspitzen an, wo das langsamer fließende Blut es begünstigt.

Beim Tiefatmen sehen wir deutlich einen starken Wechsel im Thoraxdruck. Die Folge davon ist eine gleichzeitige Dehnung und Vergrößerung der Lunge. Wenn z. B. beim Einatmen der Druck in der Höhlung des Brustkorbes negativ wird und die Lunge sich ausdehnt, kommt viel Blut in den Thorax und füllt alle weitverzweigten Gefäße der Lunge. Wenn aber dann beim tiefen Ausatmen der Thoraxdruck ein hoher wird, ziehen sich die Lungen eng zusammen, und eine große Menge Blut wird aus Lunge und Thorax wieder hinausgepreßt. Physiologische Untersuchungen beweisen dies Phänomen einwandfrei. Also verwandelt sich der langsame Fluß des Blutes in den Gefäßen der Lungenspitzen durch Tiefatmen in einen beschleunigten. Ein Fluß zeigt uns das gleiche Bild. Wo die Strömung schwach ist, hat er trübes Wasser, und namentlich an den Ufern sammeln sich viele Unreinlichkeiten, bei starker Strömung ist das Wasser klar, und die Ufer zeigen nur wenig Unreinlichkeiten. So auch werden die Wände der Blut- und Lymphgefäße davor bewahrt, daß sich Tuberkelbazillen festlegen, wenn der Strom in den Gefäßen ein schnellerer ist.

Zweitens sind die Lungenspitzen wegen der geringeren Verzweigung der Blutgefäße von anämischer Beschaffenheit, was die Entwicklung der Teile beeinträchtigt, wo die Anlage zu Tuberkulose schon ohnehin wahrscheinlich ist. Wenn sich aber die Lungenspitzen im kongestiven Zustande befinden, können sie die Veranlagung bekämpfen. Mit allen Körperteilen verhält es sich so, daß sie imstande sind, pathogenen Bakterien Widerstand entgegenzusetzen, wenn sie sich im kongestiven Zustande befinden. Es gibt dafür unzählige Beispiele.

Man weiß allgemein, daß bei tuberkulöser Arthritis und verwandten Krankheiten, auch bei vielen Entzündungen der Haut, der Knochen und der Muskeln, welche von pathogenen Bakterien verursacht werden, Biers Stauungstherapie oft angewandt wird, und der Heilerfolg hierbei beruht auf künstlich hervorgerufener Kongestion der betreffenden kranken Organe.

Bei Kindern ist Periostitis eine so häufig vorkommende Krankheit, aber diese Entzündungen treten sehr selten nach Knochenbrüchen auf, weil in diesen verletzten Teilen sofort· Blutüberfüllung dazu kommt und die pathogenen Bakterien hier nicht gedeihen können.

Oft werden bei tuberkulöser primärer Peritonitis Laparotomie oder Punktion vorgenommen und gute Erfolge damit erzielt. Wenn der Ascites, welcher die Blutgefäße des Bauchfells und der Därme zusammendrückt, entfernt worden ist, wird die Blutzirkulation in diesen Teilen wieder eine lebhaftere, und all' die zusammengezogenen Blutgefäße können sich wieder ausdehnen, das hat eine starke Kongestion zur Folge, welche einen Widerstand erzeugt, der die Tuberkelbazillen tötet.

Vor mehreren Jahren wurde die Behandlung mit Jodtinktur als desinfizierendes Mittel vor operativen Eingriffen zur Anwendung gebracht. Natürlich kommt die desinfizierende Wirkung durch die Medizin selbst zustande, andererseits aber können wir beobachten, daß die Kongestion der Haut durch dieses Mittel ebenfalls zur Heilung mitwirkt.

Eine sehr bekannte Behandlung ist das Auflegen von kalten und warmen Kompressen bei Entzündungen der Haut, Muskeln, Knochen und auch innerer Organe. Eine Heilwirkung zeigt sich direkt oder indirekt infolge der Hyperämie, welche durch diese Behandlung erzeugt wird. Zum Beispiel beim Auflegen einer warmen Kompresse auf eine entzündete Stelle der Hand wird Hyperämie direkt unter der Haut erzeugt und dringt von hier aus tiefer ein. Bei Behandlung mit kalten Kompressen (z. B. Prießnitzumschlägen) bei Lungenentzündungen ziehen sich zuerst die Venen und Arterien in den oberen Sehichten zusammen, und dann folgt Hyperämie in den tieferen Teilen. Wenn Hyperämie irgendwo auftritt, vermehrt sich die Wirkung des Blutes gegen pathogene Bakterien, und die Erneuerung des Gewebes wird beschleunigt, und die Entwicklungsenergie der Zellen nimmt zu. Die Ursache der Entzündung wird dadurch beseitigt, und die Krankheit ist geheilt.

Kurz zuvor wurde gesagt, daß Prießnitzumschläge in der Behandlung Schwindsüchtiger bei Fieber gute Erfolge aufweisen. Dies ist bemerkenswert, weil der gute Erfolg nur daher kommt, daß eine Hyperämie hervorgerufen wird.

Außer diesen Beispielen könnte man noch viele andere aufzählen als pathologische Erscheinungen.

Infolge von Untauglichkeit der Mitralklappe geht eine Menge Blut, welches aus der Lunge in den rechten Ventrikel kommt, zurück in die Lunge und hält dieselbe konstant in einem kongestiven Zustande. Bei solchen Kranken finden wir nun recht selten eine Lungentuberkulose. Die venöse Hyperämie muß also eine vorbeugende Kraft in bezug auf Tuberkulose besitzen. Umgekehrt aber verursacht Insuffizienz der Lungenarterienklappe, daß eine Menge Blut, welches vom Herzen in die Lunge gepreßt wird, in das Herz zurückkehrt, dadurch entsteht ein anämischer Zustand der Lungen, der

wieder die Anlage für Tuberkulose begünstigt, und man findet
unter den an diesem Uebel leidenden Menschen häufig Schwindsüchtige. Dabei möchte ich nicht versäumen, von Brehmers
Experimenten zu sprechen. Dieser erklärt, daß die Menschen,
deren Herz im Vergleich zu den Lungen klein sei, Anlage
für Tuberkulose besäßen. Um das praktisch zu beweisen,
gründete er eine Heilstätte für Schwindsüchtige, welche er
hauptsächlich dadurch behandelte, daß er ihre Herztätigkeit
zu heben suchte. Er hat viele Kranke damit geheilt. Es
ist ja auch leicht zu verstehen, daß, wenn das Herz schwach
ist, die Blutzirkulation in den Lungen und besonders den
Lungenspitzen keine genügende sein kann, und dies gibt den
Lungenspitzen die besondere Widerstandslosigkeit der Tuberkulose gegenüber.

Nun ist es auch wichtig, den Zusammenhang zwischen
dem pathologischen Wechsel von Tuberkulose und Hyperämie
des Gewebes zu untersuchen. In dem Teil unseres Körpers,
wo die Tuberkelbazillen gedeihen, wird ein pathologisches
Produkt erzeugt, der Tuberkel, und dieser erhält ein körniges
Gewebe. Die Tuberkeln sind manchmal zerstreut, öfter noch
zusammengeballt zu erstaunlicher Ausdehnung. Im ersten
Stadium sind sie so klein, daß sie kaum durch mikroskopi-
sche Untersuchung festgestellt werden können, allmählich
aber wachsen sie an. Die Tuberkel bestehen aus epithelioiden
Zellen, Lymphoidzellen und großen Zellen; sie sind von
Bindegewebe umgeben. Zwischen oder in diesen Zellen leben
die Tuberkelbazillen, aber man findet keine Blutgefäße im
Tuberkel, denn dieselben können sich in dessen Granulationsgewebe nicht verbreiten. Es ist nun ein sehr wichtiger
Punkt, bei körnigen Gewebswucherungen genau zu wissen, ob
es von Tuberkelbazillen oder anderen Krankheitserregern verursacht wird. Als bestimmendes Merkmal gilt das Vorhandensein oder Nichtvorhandensein von Blutgefäßen. Bei
Tiefatmen ist die Blutzirkulation nicht nur eine sehr kräftige,
sondern es werden auch all die kleinsten Gefäße der Lunge
mit Blut gefüllt und eine Hyperämie tritt auf; so wird damit
auch der Prozeß, welcher aus den Tuberkelbazillen den
Tuberkel bildet, durch Tiefatmen gestört und gehindert.

Nun sind wir auf den Punkt angelangt, den Zusammenhang zwischen dem Wachstum des Tuberkels und der Hyperämie
des Gewebes zu untersuchen. Es ist bekannt, daß die roten
und weißen Blutkörperchen den Hauptbestandteil des Blutes

ausmachen. Die ersteren haben die Funktion des Luftaustausches zu vollziehen, die letzteren haben die Aufgabe,
pathogene Bakterien, welche in das Blut hineingekommen
sind, zu töten. Zum Beispiel an der Stelle, wo sich die
Bazillen ansammeln, finden sich auch die weißen Blutkörperchen in größeren Mengen zusammen, nehmen Besitz von den
Bakterien und vernichten sie in sich selbst. Diesen Vor-
gang nennen wir Phagozytose, und dieselbe kommt nicht nur
bei Tuberkelbazillen, sondern auch bei vielen anderen pathogenen Bakterien vor und bei allen Fremdkörpern, die sich
im Blut befinden. Es ist eines der wichtigsten natürlichen
Vorbeugungsmittel unseres eigenen Körpers gegen Infektion
mit Bakterien und anderen Krankheitsstoffen.

Metschnikoff und andere Forscher haben bewiesen,
daß die Phagozytose gar keinem Zweifel unterliegt, daß die
Leukozyten lebende und tote Bakterien festhalten können.
Die Zeitdauer der Phagozytose ist verschieden bei den verschiedenen Bakterienarten. Bei Typhusbazillen und Cholera-
bazillen ist sie kürzer als bei Tuberkelbazillen und Staphylokokken.

Es ist auffällig, daß, wenn die Leukozyten aus dem
Blut herausgenommen und in physiologische Kochsalzlösung
getan werden, die Phagozytose nicht so lebhaft ist, wie im
Blut. Aber sie wird wieder lebhafter, wenn wir gesundes
oder immunes Serum an Stelle der physiologischen Kochsalz-
lösung nehmen. In einer bestimmten Weise also stehen
Serum und Leukozyten in nahem Zusammenhang zueinander
und jedes von ihnen besitzt eine starke bakterienvernichtende
Kraft. Derartige Kräfte unseres Blutes, welche unserm Körper
etwas von einer natürlichen Immunität gegen pathogene
Bakterien verleihen, beruhen meistens auf diesen zwei
Substanzen.

Außer den roten und weißen Blutkörperchen enthält das
Blut noch andere Substanzen, die den Bakterien Widerstand
entgegenzusetzen vermögen wie Serum, Blutplättchen, Harn-
stoff und eine gewisse Menge von Salz und Alkali; genug
von allem, um der Entwicklung der Bakterien Schwierigkeiten
in den Weg zu legen.

Wenn die Blutzirkulation in den Lungenspitzen eine
gute ist, nimmt nicht nur der negative Druck im Thorax zu,
sondern die Lunge dehnt sich aus, und die Blutgefäße er-
weitern sich. Die Lungenspitzen kommen aus einem anämi-

schen in einen hyperämischen Zustand. Die physiologische Untersuchung ergibt, daß die Menge des Blutes, welche in den linken Ventrikel des Herzens kommt, durch die Lungenader während des Einatmens größer ist, als diejenige bei der Ausatmung, ebenso ist der Blutdruck in der ersten Periode höher als in der zweiten. Dadurch wird bewiesen, daß auch die Menge des Blutes beim Einatmungsprozeß die größere ist und die Lunge in einen hyperämischen Zustand versetzt. Es handelt sich dabei aber keineswegs um eine venöse Hyperämie, sondern im Gegenteil um eine arterielle, die ja auch viel mehr Widerstandskraft gegen die Bakterien besitzt.

Wir müssen nun zunächst nachforschen, wie es kommt, daß, wie schon erwähnt, die Tuberkelbazillen in unserm Blut nicht gedeihen können, während doch nicht selten Tuberkelbazillen im Blut Tuberkulöser gefunden werden. Die wichtigste Frage ist dabei, ob die Bazillen beständig im Blut leben können, oder ob sie hier nur zeitweise sich aufhalten. Das ständige Vorhandensein der Bazillen im Blut würde beweisen, daß dieselben auch hierin leben und sich vermehren können, und es gäbe wohl dann kein Mittel, unseren Körper von diesen Bazillen frei zu erhalten. Ein zeitweises Auftreten würde den Beweis bringen, daß sie im Blut nicht leben können, daß sie in demselben nur vorhanden sind, wenn sie von den erkrankten Teilen aus in das Blut gelangen.

Es sind viele diesbezügliche Untersuchungen angestellt worden, die sehr verschiedene Ergebnisse brachten. Ein Autor z. B. sagt, man fände Tuberkelbazillen nicht nur in großen Mengen im Blut Tuberkulosekranker, sondern auch bei gesunden Menschen: ein anderer erklärt, daß 30% der Kranken Tuberkelbazillen im Blut haben, während noch andere behaupten, daß es nur 5% seien, und daß bei gesunden Menschen überhaupt nie Bazillen gefunden würden.

Jedenfalls aber steht die Menge der Bazillen, die im Blut gefunden werden, in keinem Verhältnis zu den im Sputum vorhandenen, und die Anzahl Bazillen, die man im Sputum erst kürzlich Erkrankter findet, ist in der Regel viel geringer als diejenige bei Schwindsüchtigen im fortgeschrittenen Stadium der Krankheit. Es herrscht dagegen kein wesentlicher Unterschied in Betreff der Anzahl Bazillen, die man im Blut bei beiden Stadien findet. Es ist auch festgestellt, daß sich im Sputum eines fortgeschrittenen Krankheitsfalles stets viel Bazillen finden, während im Blut desselben Patienten nicht immer welche vorkommen und keineswegs in so großer Menge, wie im Sputum. Außerdem ist die Zahl der Tuberkelbazillen besonders groß im Blut der Pfortader, wenn es sich um Unterleibstuberkulose handelt, größer als die im Blut anderer Gefäße und auch größer als die Menge, die man in der Pfortader bei Schwindsüchtigen findet. Demnach befinden sich weitaus die meisten Bazillen im Blut derjenigen Körperteile, wo die Krankheit ihren Sitz hat. Alles dies beweist, daß Tuberkelbazillen im Blut nicht leben können, daß sie, wenn sie im Blute gefunden werden, regelmäßig aus den erkrankten Organen eingeschwemmt wurden.

Bezugnehmend auf diese Frage untersuchte ich das Blut tuberkulosekranker Tiere, um den Prozentsatz der Bazillen im Blut festzustellen. Diese Untersuchungen sind noch nicht beendet, und die bisher geprüften Fälle sind noch nicht zahlreich genug, um eine sichere Antwort auf diese Frage zu geben. Darum haben die im folgenden angegebenen Resultate nur einen vorläufigen Charakter.

Vom 15. Dezember 1913 bis zum 10. Februar 1914 untersuchte ich 13 Fälle von tuberkulösen Meerschweinchen nach folgender Methode.

Ich nahm eine Menge von 4 ccm Blut aus der Vena jugularis und untersuchte 2 ccm unter dem Mikroskop, nachdem ich es mit Antiformin behandelt hatte. Die übrigen 2 ccm injizierte ich in die Bauchhöhle eines gesunden Tieres.

Die nun folgende Tabelle (S. 48/49) zeigt die Resultate dieser Untersuchungen.

Wie die Tabelle zeigt, verlief die Prüfung in allen 13 Fällen vollkommen negativ. Wie allgemein bekannt, muß man für derartige Untersuchungen destilliertes Wasser benutzen, welches nicht länger als 24 Stunden gestanden hat. Ich war daher genötigt, jeden Tag Wasser neu zu destillieren, und benutzte niemals solches, welches länger als 12 Stunden stand, um Täuschungen des mikrospischen Befundes durch säurefeste, im destillierten Wasser vorhandene Stäbchen zu vermeiden.

Alle Tiere, ausgenommen Fall Nr. 10 und 12, wurden später als 60 Tage nach Impfung mit Tuberkulosematerial untersucht. Fall 13 nach mehr als 7 Monaten.

Obgleich die Zahl der von mir untersuchten Fälle nur klein ist, kann ich doch bis zu einem gewissen Grade behaupten, daß Tuberkelbazillen im allgemeinen nicht im Blut

Nummer des Falles	Nummer des blutliefernden Tieres	Tag der Blutentnahme	Tag der Infektion	Typus des Bazillus	Sektionsbefund	Befund unterm Mikroskop	Nummer des Versuchstieres	Ergebnis beim Tierversuch
1	864	15. 12. 1913	14. 10. 1913	Typus bovinus	Die Bronchialdrüsen erbsengroß, beide Inguinaldrüsen pfenniggroß. Die Lungen haben mehr als 80 Tuberkelknötchen. Leber und Milz zeigen fortgeschrittene Tuberkulose.	—	1034	—
2	1086	15. 12. 1913	14. 10. 1913	„	Beide Inguinaldrüsen pfenniggroß. Die Bronchialdrüsen größer als Erbsen. Milz u. Leber zeigen fortgeschrittene Tuberkulose. Die Lungen haben mehr als 15 Knötchen an ihrer Oberfläche.	—	1199	—
3	1087	17. 12. 1913	14. 10. 1913	„	Beide Inguinaldrüsen haselnußgroß. Leber und Milz viele graue Knötchen und nekrotisch. Gewebe, Lunge ebenfalls mit Knötchen besetzt, mehr als erbsengroß.	—	—	—
4	965	17. 12. 1913	14. 10. 1913	„	Beide Inguinaldrüsen haselnußgroß. Leber und Milz mit unzähligen Tuberkelknötchen durchsetzt, die Lungen haben hirsekorngroße Knötchen.	—	—	—
5	766	22. 12. 1913	14. 10. 1913	„	Beide Inguinaldrüsen pfenniggroß mit käsiger Substanz. Bronchialdrüsen erbsengroß. Leber und Milz sehr vergrößert, zeigen unzählige Tuberkelknötchen, ebenso die Lunge auf ihrer hinteren Oberfläche.	—	1223	—
6	632	22. 12. 1913	14. 10. 1913	„	Beide Inguinaldrüsen haselnußgroß, Leber und Milz zeigen vorgeschrittene Tuberkulose. Die Halsdrüsen erbsengroß, die Lungen von unzähligen Knötchen durchsetzt.	—	1212	—
7	781	10. 1. 1914	14. 10. 1913	„	Beide Inguinaldrüsen pfenniggroß. Leber und Milz viele Knötchen, Lungen ebenso. Mesenterialdrüsen mehr als erbsengroß.	—	1213	—
8	1200	15. 1. 1914	6. 11. 1913	„	Beide Inguinaldrüsen pfenniggroß. Mesenterialdrüsen größer als eine Erbse. Bronchialdrüsen ebenso. Lungen mit einer großen Zahl Tuberkelknötchen bedeckt, Leber und Milz ebenso, beide stark vergrößert.	—	1127	—
9	1154	15. 1. 1914	6. 11. 1913	„	Beide Inguinaldrüsen haselnußgroß. Milz sehr vergrößert; mit vielen Knötchen. Andere Beobachtungen wie Nr. 1200.	—	994	—

Nummer des Falls	Nummer des blutliefernden Tieres	Tag der Blutentnahme	Tag der Infektion	Typus des Bazillus	Sektionsbefund	Befund unterm Mikroskop	Nummer des Versuchstieres	Ergebnis beim Tierversuch
10	1299	2. 2. 1914	15. 12. 1913	T. B.	Beide Inguinaldrüsen pfenniggroß. Milz etwas vergrößert, mit wenigen Knötchen. Bronchialdrüsen mehr als erbsengroß, Lunge einige Knötchen, Leber frei von Tuberkulose.	—	1102	—
11	773	8. 2. 1914	14. 11. 1913	Typus humanus	Beide Inguinaldrüsen pfenniggroß. Leber frei von Tuberkulose. Milz vergrößert, mit vielen grauen Knötchen, Bronchialdrüsen erbsengroß, Mesenterialdrüsen etwas größer.	—	—	—
12	1314	10. 2. 1914	24. 1. 1914	T. B.	Rechte Inguinaldrüse erbsengroß bei leichter Verkäsung. Leber, Milz und Lungen normal.	—	—	—
13	728	10. 2. 1914	26. 1. 1914	Typus humanus	Beide Inguinaldrüsen erbsengroß. Bronchialdrüsen etwas größer, Milz zehnfach vergrößert, mit unzähligen Knötchen. Leber frei von Tuberkulose. Beide Lungen innen und außen mit unzähligen Knötchen durchsetzt.	—	1337	—

tuberkulöser Meerschweinchen zu finden sind. Es liegt nahe, das gleiche auch für die Verhältnisse bei der Tuberkulose des Menschen anzunehmen.

Die Zellen unseres Körpers haben die Fähigkeit, Stoffe zu erzeugen, und an das Blut abzugeben, welche die Bakterien töten, wenn sie in das Blut eindringen. Diese Körper kommen zum Teil schon im normalen Organismus vor, zum Teil werden sie erst als eine Reaktion auf die Infektion mit irgend welchen Krankheitserregern gebildet.

Es ist wohl anzunehmen, daß die arterielle Hyperämie der Lunge, die durch Tiefatmen erzeugt wird, eine Zufuhr dieser Antikörper in der Lunge zur Folge hat, die den Tuberkelbazillen entgegenwirken. Dieses ist wohl eine der wichtigen Ursachen der günstigen Wirkung der Tiefatmung, die es zu verhindern vermag, daß die Lungenspitzen mit Tuberkelbazillen infiziert werden.

Zunächst nun müssen wir die Tuberkulose in den mittleren und unteren Teilen der Lunge studieren. Selten nur kommt es vor, daß hier die Krankheit zuerst beginnt, und auch dann handelt es sich zumeist um ein Uebergreifen von den benachbarten Teilen der Lunge her, wo sich die Bazillen zuerst angesiedelt hatten. Manchmal wohl kann es vorkommen, daß der erste Krankheitsbeginn von den mittleren oder unteren Partien ausgeht, aber nur dann, wenn diese ihre natürliche Widerstandskraft dadurch verloren haben, daß irgend welche Umstände ihre natürliche Funktion und ihre Blutzirkulation gestört haben. Zum Beispiel bei der tuberkulösen Pleuropneumonie erfolgt die Infektion der Lunge auf folgendem Wege. Wenn tuberkulöse Peritonitis vorhanden ist, finden die Tuberkelbazillen ihren Weg durch das Zwerchfell, und von der entstandenen tuberkulösen Pleuritis aus durchdringen die Bazillen das Gewebe des unteren Lappens den Lymph- oder Blutgefäßen folgend; oder es können auch Bazillen, welche zuerst in den unteren Lappen kamen, ihren Weg in die Pleuren finden und von dort in den unteren Lappen zurückkehren, nachdem sie sich genügend entwickelt haben, so entsteht dann Tuberkulose in den unteren Partien der Lunge. Wie wir aus späteren Erklärungen ersehen werden, beginnt die tuberkulöse Pleuritis stets in den unteren oder seitlichen Teilen der Brust. Wenn serofibrinöse Pleuritis auftritt, so ist die Ursache ein entzündliches Exsudat zwischen den beiden Membranen, welches die natürlichen Atmungsbewegungen und die Blutzirkulation in den umgebenden Teilen der Lunge stört. Dies Phänomen wird nicht nur bei entzündlichen Exsudaten beobachtet, sondern auch noch nach denselben, weil gewöhnlich nach solchen Exsudaten eine fibrinöse Adhäsion zwischen den Pleuramembranen zurückbleibt und genau so behindernd wirkt.

Im Falle einer trockenen Pleuritis, verbunden mit einem geringen oder gar keinem Flüssigkeitserguß, sind die Atmungsbewegungen der Lunge stark beeinträchtigt, solange entzündliche Symptome vorhanden sind, und auch noch nachträglich wie bei feuchter Pleuritis. Die Entwicklung des Gewebes der angrenzenden Teile der Lunge, wo Bindegewebsadhäsion der Pleuramembranen oder auch entzündliche Symptome bestehen, ist geringer als in dem übrigen Teil der Lunge. Darunter leidet die Widerstandsfähigkeit dieses Teils und Anlage für Tuberkulose ist die Folge. Fälle von Schwindsucht nach Pleuritis sind häufig. Einige Autoren behaupten, daß Pleuritis fast immer von Tuberkelbazillen verursacht werde, und es ist auch bewiesen, daß von 30 Patienten mit Pleuritis 28 im Verlauf von 30 Jahren an Schwindsucht starben. Natürlich kann Pleuritis auch noch andere Ursachen haben als Tuberkelbazillen, aber es ist unzweifelhaft, daß die Anlage zur Schwindsucht nur von diesen herrührt, und daß hierfür wieder der eigentliche Ursprung in den Lungenspitzen gefunden wird. Vor einigen Jahren wurden Atemübungen als notwendige Behandlung für Rekonvaleszenten an Pleuritis erkannt, und zwar wurde das Tiefatmen mit Hilfe von Atmungsapparaten geübt.

Die Konstitution der Pleura muß vom anatomischen Gesichtspunkte aus folgendermaßen erklärt werden: Sie besteht aus zwei Membranen, eine derselben bedeckt die Lungen, die andere die innere Oberfläche der Thoraxwand. Die eine wird die Lungenpleura genannt, die andere die seitliche Pleura. Es befindet sich keine Luft in dem Hohlraum zwischen den beiden Membranen, aber eine kleine Menge wäßriger Flüssigkeit. Wenn wir in normaler Weise atmen, bleibt zwischen den beiden Pleurablättern ein Zwischenraum, der mit wenig Serum ausgefüllt ist und sich besonders nach unten zu erweitert, und sich mehr als 10 cm in der Länge ausdehnt. Drei Grenzen, welche der inneren Thoraxwand zugehören, liegen der seitlichen Pleura an. Der Teil der seitlichen Pleura, welcher die kostale Wand berührt, heißt die Pleura costalis, der Teil, welcher an das Mediastinum grenzt, Pleura mediastini, und der Teil, welcher dem Diaphragma anliegt, Pleura diaphragmatica.

Bei normaler Atmung ist die Tätigkeit im Zwischenraum sehr schwach und seine Größe ändert sich kaum. Darum bleibt die Entwicklung hier weiter zurück als in den anderen beweglichen Teilen, und das gibt die Erklärung für das häufige Auftreten von Pleuritis gerade hier.

Wenn wir aber tief ausatmen, treffen Diaphragma und Pleura costalis zusammen, und wenn wir tief einatmen, füllen die unteren Teile der Lungen, welche von der Pleura pulmonalis bedeckt sind, den Zwischenraum zwischen den Membranen aus. Die Bewegung, welche das Tiefatmen hervorruft, reizt die Nervenfasern beider Oberflächen der Pleura und die Funktion derselben wird lebhafter, dadurch kommt eine regelmässige Zirkulation von Blut und Lymphe zustande, und die

Membranen können sich in genügender Weise entwickeln, um
der Infektion durch Tuberkulose Widerstand zu leisten.

Anatomische Untersuchungen beweisen, daß die Lungenpleura die Lungen nahe berührt und daß die Blut- und Lymphgefäße in dem interlobulären Bindegewebe denen der Lungenpleura entsprechen. Infolge dieser Verwandtschaft werden die
Bazillen, welche in die Lungenpleura hineingekommen sind,
leicht durch den Blut- und Lymphstrom in das Lungengewebe
übertragen; auch umgekehrt kann es der Fall sein. Wird
der eine Teil widerstandsfähig, wird es darum der andere auch.

Zum Schluß dieser Abhandlung soll die vorbeugende
heilsame Wirkung des Tiefatmens auf Lunge und Pleura
folgendermaßen zusammengefaßt werden: Tiefatmen stärkt
und kräftigt die unteren Lappen und Spitzen der Lungen und
alle Teile der Pleura und verleiht ihnen eine bedeutende
Widerstandsfähigkeit gegen das Eindringen der Tuberkelbazillen. Die folgende Formel soll den gewöhnlichen Unterschied zwischen normalem und tiefem Atmen zeigen:

Lungenspitzen $=$ A

Unterer Lappen $=$ B

Pleura $=$ C

Tiefes Atmen $=$ Widerstand $\times$ (a $+$ b $+$ c) $=$ Gesundheit

Normales Atmen $=$ Krankheitsanlage $\times$ (A $+$ B $+$ C)
$=$ Krankheit.

Das Ergebnis an sich erklärt schon alles. Tiefatmen hat
die heilsame Wirkung, unsern ganzen Körper gesund zu erhalten, und darum hat es nicht nur die Macht vorzubeugen,
daß die Tuberkulose unsere Lungen nicht angreift und dadurch
den übrigen Körper, sondern es stärkt auch die Widerstandskraft im Kampf gegen andere Bakterien.

Tiefatmungsversuche an Tieren, die die vorbeugenden Wirkungen gegen Schwindsucht zeigen.

In den vorhergehenden Kapiteln habe ich die vorbeugenden Wirkungen des Tiefatmens gegen Schwindsucht theoretisch erklärt und für sie klinische Resultate angeführt. Aber ich habe über seine Wirkungen in Tierversuchen noch nicht berichtet.

Im August 1913 sprach ich mit Herrn Professor Dr. Fraenken über meinen Plan und dieser bewilligte mir in freundlicher Weise sein Institut zu meinen Versuchen.

Es ist natürlich sehr schwer, das Tiefatmen an Tieren auszuführen. Es gab drei Möglichkeiten:

1. Indem man den Thorax mit den Händen komprimiert,
2. Indem man einen Apparat mit einer Pumpe zum Einpressen von Luft benutzt,
3. Indem man einen Apparat benutzt, der eine Luftverdünnung erzeugt, in welchen die Tiere atmen müssen.

Ich versuchte die erste und dritte Methode und zog die erste, die ich folgendermaßen ausführte, vor. Ich hielt den Hinterkopf eines Meerschweinchens mit der linken Hand fest, legte den Daumen, Zeige- und Mittelfinger der rechten Hand an den unteren Teil der Brust, bewegte dann, um ein tiefes Ausatmen zu erzielen, diese Finger am Brustbein entlang nach dem mittleren Teil jeder Seite, indem ich dabei sehr sanft drückte. Um ein starkes Einatmen hervorzurufen, wurden dann die Finger langsam abwärts bewegt und zwar ohne zu drücken gerade so wie sich das Zwerchfell langsam abwärts bewegt. Dabei vernahm ich bei allen Tieren ein Atmungsgeräusch durch Mund und Nase.

Mit solch einer künstlichen Atemmethode kann man nur schwer ein tiefes Einatmen hervorrufen und es wird nur durch

die natürliche Tätigkeit der Lunge und der Brust, die jedem
tiefen Ausatmen folgt, aufrecht erhalten. Das Tiefatmen
kann bei allen Tieren nur in einer passiven Form ausgeführt
werden, wohingegen wir, wenn wir das Tiefatmen ausführen,
unsere Willenskraft gebrauchen. Deshalb muß auch der
Erfolg des Tiefatmens bei Menschen und Tieren verschieden
sein. Aber man kann doch annnehmen, daß eine gewisse
Wirkung des Tiefatmens beim Tier wahrnehmbar wird, da
durch die künstlichen Bewegungen eine erhöhte Bewegung der
Lunge, ein besserer Blutumlauf und Luftwechsel und eine
Aenderung des Brust- und Unterleibdruckes hervorgerufen wird.

Ehe ich das Tiefatmen an Tieren versuchte, wurden dieselben erst mit Tuberkelbazillen infiziert. Zu diesem Zwecke
gibt es zwei Methoden:

    1. Ansteckung durch den Blut- und lymphatischen
       Strom.

    2. Ansteckung durch Atmung.

Ich zog die erste Methode vor, aber ich machte jetzt
dieselben Versuche an Tieren, die ich mit Hilfe der zweiten
Methode ansteckte.

Die erste Methode kann auf zweierlei Weise ausgeführt
werden, entweder durch intravenöse oder subkutane Injektion
einer Emulsion, welche lebende Tuberkelbazillen enthält, oder
durch subkutane Einimpfung von tuberkulösem Gewebe. Im
Falle der intravenösen oder subkutanen Injektion einer tuberkulösen Emulsion dringen eine große Anzahl von Tuberkelbazillen sehr schnell in das Lungengewebe ein und deshalb
zog ich die subkutane Einimpfung des Tuberkelgewebes vor,
um ein langsames Eindringen hervorzurufen. Dabei werden
die Tuberkelbazillen des eingeimpften tuberkulösen Gewebes
durch den Blut- und lymphatischen Strom nach der Lunge
geführt und verursachen hier einen tuberkulösen Zustand.
Verglichen mit der natürlichen Infektion der Lungen von
Menschen durch Atmung und Nahrung, wird im ersteren
Falle die Lunge durch Tausende von Bazillen mehr angegriffen, als im letzteren Falle. Man kann daher billigerweise
nur verlangen, daß der Krankheitszustand in dem Lungengewebe der Tiere, bei denen das Tiefatmen ausgeführt wurde,
weniger entwickelt sein würde, als bei denen, bei welchen
das Tiefatmen nicht zur Anwendung kam, und daß die
Tuberkulose im ersten Falle in der Lunge vergleichsweise
weniger entwickelt sein würde als in den anderen Organen.

Ich machte diese Versuche an Meerschweinchen, die über 500 g wogen.

Zweimal am Tage führte ich fünf Minuten lang das künstliche Atmen, und zwar etwa 200—250 Atemzüge, aus. Ein Meerschweinchen atmet gewöhnlich 80—100 Mal in einer Minute.

Die Versuche dauerten vom 14. Oktober bis zum 23. Dezember 1913, das sind zusammen 70 Tage.

Am 14. Oktober wurde die subkutane Einimpfung mit tuberkulösen Milzstücken eines Meerschweinchens am Unterleibe von 12 Meerschweinchen vorgenommen. Der zur Infektion benutzte Stamm war ein Typus bovinus, der bei dem Meerschweinchen eine etwas stärkere und bei den Menschen eine geringe Virulenz besitzt im Vergleich zum Typus humanus.

Bei sechs dieser 12 Meerschweinchen wurde das Tiefatmen angewendet, die anderen sechs wurden, zum Zwecke der Kontrolle, sich selbst überlassen.

Wenn ein Tier von der einen Gruppe starb, wurde ein Tier aus der anderen Gruppe getötet, und dann wurde der tuberkulöse Zustand des Lungengewebes von beiden verglichen.

Alle Tiere waren vergleichsweise in einem Stall mit gutem Licht und guter Luft untergebracht und erhielten dieselbe Nahrung.

Das Tiefatmen wurde im Freien ausgeführt, wenn die Temperatur über 0° Celsius war, dagegen im Zimmer, wenn sie unter 0° war.

Folgendes ist ein Bericht über meine Versuche, und zwar so angeordnet, daß jedes Tier, bei dem das Tiefatmen angewandt wurde, und sein Kontrolltier eine Gruppe bilden.

Fall 1. Meerschweinchen Nr. 1071. (Tiefatmen angewandt.)

14. Oktober. Geimpft, 725 g.

21. Oktober. Impfstelle und beide Inguinaldrüsen fühlbar, 680 g.

28. Oktober. Impfstelle bohnengroß, 673 g.

4. November. Linke Inguinaldrüsen bohnengroß, die rechte erbsengroß, 640 g.

12. November. Impfstelle pfenniggroß, beide Inguinaldrüsen bohnengroß, 628 g.

19. November. Getötet: 36 Tage nach der Impfung, 655 g.

Sektion: Beide Inguinaldrüsen bohnengroß, im Zentrum verkäst. Milz aufs dreifache vergrößert, graue Knötchen und käsige Herde. In der Leber wenige Knötchen. Beide Lungen normal und keine Tuberkel auf der Oberfläche und Schnittfläche sichtbar. Im Ausstrich konnten bei mikroskopischer Untersuchung keine Tuberkelbazillen gefunden werden.

Fall 1. Meerschweinchen Nr. 1224. (Kontrolle.)

14. Oktober. Geimpft, 618 g.

21. Oktober. Die Impfstelle und beide Inguinaldrüsen etwas geschwollen, 570 g.

28. Oktober. Beide Inguinaldrüsen erbsengroß, 537 g.

4. November. Impfstelle bohnengroß, 575 g.

12. November. Impfstelle pfenniggroß, beide Inguinaldrüsen bohnengroß, 562 g.

19. November. Gestorben: 36 Tage nach der Impfung, 555 g.

Sektion: Beide Inguinaldrüsen bohnengroß, mit käsiger Substanz im Zentrum. Milz auf das Vierfache vergrößert, mit vielen grauen Knötchen. Leber normal. Auf der Lunge wurden 14 Tuberkelknötchen auf der Oberfläche und auf dem Durchschnitt einige Tuberkel bemerkt. Serofibröse Adhäsion zwischen Bauchorganen und eine große Exsudatmenge in der Bauchhöhle.

Todesursache: Tuberkulöse Peritonitis.

Fall 2. Meerschweinchen Nr. 1214. (Tiefatmen angewandt.)

14. Oktober. Geimpft, 572 g.

21. Oktober. Die Impfstelle und beide Inguinaldrüsen fühlbar, 523 g.

28. Oktober. Beide Inguinaldrüsen erbsengroß, 500 g.

4. November. Impfstelle bohnengroß, 492 g.

12. November. Impfstelle pfenniggroß, beide Inguinaldrüsen bohnengroß, 480 g.

19. November. Impfstelle haselnußgroß, 478 g.

25. November. Impfstelle noch mehr geschwollen, beide Inguinaldrüsen haselnußgroß, 485 g.

27. November. Getötet: 44 Tage nach der Impfung, 490 g.

Sektion: Impfstelle hart und etwas vereitert. Beide Inguinaldrüsen haselnußgroß und verkäst. Milz und Leber sind vergrößert und zeigen an der Oberfläche zahlreiche Tuberkel. Zwei Bronchialdrüsen sind bohnengroß, sie weisen auf dem Durchschnitt derbes Granulationsgewebe mit beginnender Verkäsung auf. Die linke Lunge zeigt keine Tuberkel an der Oberfläche, am Durchschnitt werden einige Tuberkel bemerkt. Auf der Oberfläche der rechten Lunge 11 Tuberkel.

Fall 2. Meerschweinchen Nr. 897. (Kontrolle.)

14. Oktober. Geimpft, 685 g.

21. Oktober. Impfstelle und beide Inguinaldrüsen fühlbar, 658 g.

28. Oktober. Beide Inguinaldrüsen erbsengroß, 650 g.

4. November. Impfstelle mit einem kirschengroßen Abszeß, 609 g.

12. November. Impfstelle mit einem Geschwür, beide Inguinaldrüsen bohnengroß, 577 g.

19. November. Impfstelle mit einem Geschwür, beide Inguinaldrüsen bohnengroß, 570 g.

25. November. Geschwür in der Impfstelle etwas klein geworden, beide Inguinaldrüsen haselnußgroß, 590 g.

27. November. Getötet: 44 Tage nach der Impfung, 610 g.

Sektion: Impfstelle mit Vereiterung. Beide Inguinaldrüsen haselnußgroß, dazu Verkäsung. Milz und Leber haben viele Tuberkel und nekrotische Herde. Zwei Bronchialdrüsen bohnengroß mit käsiger Substanz. Beide Lungen haben mehr als 30 Tuberkel auf der Oberfläche, auf dem Durchschnitt zeigen sich viel käsige Knötchen.

Fall 3. Meerschweinchen Nr. 1086. (Tiefatmen angewandt.)

14. Oktober. Geimpft, 608 g.

21. Oktober. Impfstelle erbsengroß, 542 g.

28. Oktober. Beide Inguinaldrüsen erbsengroß, 535 g.

4. November. Impfstelle bohnengroß, 456 g.

12. November. Impfstelle kirschengroß, beide Inguinaldrüsen bohnengroß, 473 g.

19. November. Beide Inguinaldrüsen kirschengroß, 485 g.

25. November. Schwellung an der Impfstelle etwas kleiner geworden, 500 g.

4. Dezember. Beide Inguinaldrüsen kirschengroß, 505 g.

13. Dezember. Die Schwellung an der Oberbauchgegend etwas größer geworden wie voriges Mal. Impfstelle mit einer Fistel, durch die sich käsiger Eiter entleert, 508 g.

15. Dezember. Getötet: 62 Tage nach der Impfung, 512 g.

Sektion: Beide Inguinaldrüsen kirschengroß und verkäst. Milz und Leber sehr vergrößert, mit vielen Tuberkeln und nekrotischen Herden. 5 Halsdrüsen erbsengroß und beide Axillardrüsen bohnengroß. Bronchialdrüsen bohnengroß. Lungen 19 Tuberkeln in der Größe von Hirse- und Reiskörnern auf ihrer Oberfläche.

Fall 3. Meerschweinchen Nr. 864. (Kontrolle.)

14. Oktober. Geimpft, 630 g.

21. Oktober. Impfstelle fühlbar, 580 g.

28. Oktober. Beide Inguinaldrüsen erbsengroß, 585 g.

4. November. Impfstelle mit kirschengroßem Abszeß, beide Inguinaldrüsen bohnengroß.

12. November. Rechte Inguinaldrüse kirschengroß, die linke bohnengroß, 518 g.

19. November. Rechte Inguinaldrüse kirschengroß, die linke bohnengroß, 532 g.

25. November. Rechte Inguinaldrüse haselnußgroß, die linke kirschengroß, 560 g.

4. Dezember. Linke Axillardrüse erbsengroß, oberer Bauch etwas geschwollen, 563 g.

13. Dezember. Impfstelle mit kirschengroßem Abszeß, der käsigen Eiter entleert, 570 g.

15. Dezember. Getötet: 62 Tage nach der Impfung, 560 g.

Sektion: Impfstelle mit einem Geschwür. Linke Axillardrüsen bohnengroß und im Zentrum verkäst. 7 Halsdrüsen erbsengroß. Milz auf das Zehnfache vergrößert mit vielen Tuberkeln und nekrotischen Herden. Leber auch auf das Zweifache vergrößert mit zahllosen Tuberkeln. Lungen auch viele Tuberkel, besonders auf dem unteren Lungenblatt.

Fall 4. Meerschweinchen Nr. 1087. (Tiefatmen angewandt.)

14. Oktober. Geimpft, 648 g.

21. Oktober. Impfstelle und beide Inguinaldrüsen etwas fühlbar, 595 g.

28. Oktober. Beide Inguinaldrüsen erbsengroß und Impfstelle kirschengroß, 585 g.

4. November. Impfstelle kirschengroß, beide Inguinaldrüsen bohnengroß, 570 g.

12. November. Rechte Inguinaldrüse keine Veränderung, 558 g.

19. November. Beide Inguinaldrüsen kirschengroß, 565 g.

25. November. Impfstelle vergrößert, ungefähr 2 cm in der Breite zugenommen, 558 g.

4. Dezember. Rechte Axillardrüse erbsengroß, Oberbauchgegend sehr geschwollen, 550 g.

13. Dezember. Beide Axillardrüsen erbsengroß, Oberbauchgegend sehr geschwollen, 570 g.

18. Dezember. Getötet: 65 Tage nach der Impfung, 549 g.

Sektion: Beide Inguinaldrüsen haselnußgroß mit eitriger, käsiger Substanz. Milz ungefähr auf das Zwanzigfache vergrößert mit grauen Knötchen und gelben nekrotischen Herden. Leber auch sehr vergrößert, teilweise nekrotisch. Bronchialdrüsen bohnengroß und verkäst. Mehr als 20 Tuberkel werden auf der Oberfläche der Lungen bemerkt.

Fall 4. Meerschweinchen Nr. 965. (Kontrolle.)

14. Oktober. Geimpft, 745 g.

21. Oktober. Impfstelle und beide Inguinaldrüsen etwas fühlbar, 705 g.

Additional material from *Tiefatmen für unsere Gesundheit,*
ISBN 978-3-662-34200-8, is available at http://extras.springer.com

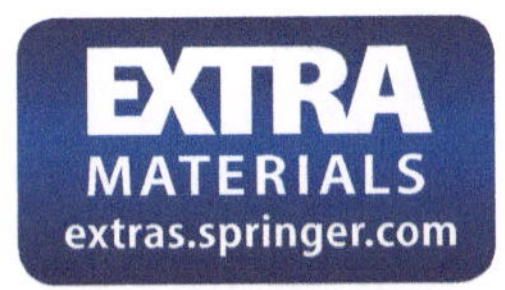

28. Oktober. Keine Veränderung, 685 g.

4. November. Impfstelle mit einem kirschengroßen Abszeß, beide Inguinaldrüsen bohnengroß, 635 g.

12. November. Impfstelle mit kirschengroßem Abszeß und Vereiterung, 650 g.

19. November. Beide Inguinaldrüsen kirschengroß, 645 g.

25. November. Impfstelle eitert noch, 667 g.

4. Dezember. Oberbauchgegend etwas geschwollen, rechte Axillardrüse erbsengroß, 665 g.

13. Dezember. Beide Axillardrüsen bohnengroß, 650 g.

18. Dezember. Getötet: 65 Tage nach der Impfung, 625 g.

S e k t i o n : Beide Inguinaldrüsen haselnußgroß und verkäst. Milz auf das Zehnfache vergrößert und mit Tuberkelknötchen und Nekroseherden durchsetzt. Leber auch sehr vergrößert, mit vielen Knötchen. 2 Halsdrüsen erbsengroß. 2 Bronchialdrüsen bohnengroß und verkäst. An der Innenseite der fünften rechten Rippe sitzen zwei bohnengroße Geschwüre. Beide Lungen ganz von grauen Knötchen verschiedener Größe durchsetzt.

Fall 5. Meerschweinchen Nr. 766. (Tiefatmen angewandt.)

14. Oktober. Geimpft, 634 g.

21. Oktober. Impfstelle fühlbar und beide Inguinaldrüsen auch fühlbar, 565 g.

28. Oktober. Impfstelle und beide Inguinaldrüsen erbsengroß, 555 g.

4. November. Rechte Inguinaldrüse kirschengroß, die linke bohnengroß, und Impfstelle kirschengroß, 532 g.

19. November. Beide Inguinaldrüsen nicht größer geworden, 536 g.

25. November. Impfstelle kirschengroß, 540 g.

4. Dezember. Oberbauchgegend etwas geschwollen, beide Axillardrüsen erbsengroß, 547 g.

13. Dezember: An der Impfstelle 2 cm lange Schwellung, 560 g.

22. Dezember: Getötet: 69 Tage nach der Impfung, 520 g.

S e k t i o n : Beide Inguinaldrüsen kirschengroß und verkäst. 8 Halsdrüsen erbsengroß. Milz auf das Zwanzigfache vergrößert und mit vielen Tuberkeln durchsetzt. Leber aber nicht geschwollen, auch werden nur einige Tuberkel auf der Oberfläche bemerkt. Lunge, besonders auf der Vorderseite nur einige Tuberkel und auf der Hinterseite mehr als zehn Tuberkel und alle hirsekorngroß.

Fall 5. Meerschweinchen Nr. 739. (Kontrolle.)

14. Oktober. Geimpft, 702 g.

21. Oktober. Impfstelle und beide Inguinaldrüsen fühlbar, 650 g.

28. Oktober. Impfstelle bohnengroß, 655 g.

4. November. Beide Inguinaldrüsen bohnengroß, 640 g.

12. November. Impfstelle kirschengroß, 631 g.

19. November. Impfstelle mit Entleerung des Eiters. Rechte Inguinaldrüsen kirschengroß, die linke bohnengroß, 625 g.

25. November. Beide Inguinaldrüsen kirschengroß, 638 g.

4. Dezember. Oberbauchgegend etwas geschwollen, 625 g.

13. Dezember. Rechte Axillardrüsen bohnengroß, Induration an der Impfstelle etwas kleiner geworden, aber noch vereitert, 623 g.

22. Dezember. Gestorben: 69 Tage nach der Impfung, 590 g.

Sektion: Beide Inguinaldrüsen haselnußgroß und verkäst. Impfstelle mit käsigem Eiter und 2 cm angeschwollen. Milz und Leber sehr vergrößert mit zahllosen Tuberkeln und Nekroseherden. Viele Tuberkel auf der Oberfläche der Lungen in der Größe von Hirse- und Reiskörnern. Starke fibrinöse Adhäsionen zwischen den Lungen und dem Rippenfell und große Exsudatmenge in der Brusthöhle.

Todesursache: Tuberkulöse Pleuritis.

Fall 6. Meerschweinchen Nr. 632. (Tiefatmen angewandt.)

14. Oktober. Geimpft, 730 g.

21. Oktober. Impfstelle und beide Inguinaldrüsen erbsengroß, 691 g.

28. Oktober. Impfstelle kirschengroß, beide Inguinaldrüsen erbsengroß, 680 g.

4. November. Linke Inguinaldrüse bohnengroß, die rechte erbsengroß, 675 g.

12. November. Impfstelle haselnußgroß, beide Inguinaldrüsen bohnengroß, 600 g.

19. November. Rechte Axillardrüse bohnengroß, 573 g.

25. November. Impfstelle haselnußgroß, beide Inguinaldrüsen kirschengroß, 580 g.

4. Dezember. Beide Inguinaldrüsen haselnußgroß, 570 g.

13. Dezember. Oberbauchgegend geschwollen, 558 g.

23. Dezember. Getötet 70 Tage nach der Impfung, 540 g.

Sektion: Beide Inguinaldrüsen haselnußgroß und vollkommen verkäst. Beide Axillardrüsen bohnengroß mit Verkäsung. 5 Halsdrüsen erbsengroß mit beginnender Verkäsung. 2 Bronchialdrüsen bohnengroß, im Zentrum verkäst. Milz auf das Zwanzigfache vergrößert, Leber auch sehr geschwollen, zahllose Tuberkel und Nekroseherde auf beiden Organen. Mesenterialdrüsen bohnengroß. Lungen haben auch viele Tuberkel und Nekroseherde in der Größe von Hirse- und Reiskörnern.

Fall 6. Meerschweinchen Nr. 781. (Kontrolle.)

14. Oktober. Geimpft, 708 g.

21. Oktober. Impfstelle etwas fühlbar, 655 g.

28. Oktober. Beide Inguinaldrüsen erbsengroß, 600 g.

4. November. Impfstelle mit kirschengroßem Abszeß, 573 g.

12. November. An rechter Seite zwei bohnengroße Inguinaldrüsen, 580 g.

19. November. Abszeß an der Impfstelle etwas größer geworden, rechte Inguinaldrüse kirschengroß, die linke bohnengroß, 548 g.

25. November. Beide Inguinaldrüsen kirschengroß, rechte Axillardrüse erbsengroß, 537 g.

4. Dezember. Impfstelle mit Entleerung von käsigem Eiter, 550 g.

13. Dezember. Impfstelle etwas kleiner geworden. Beide Inguinaldrüsen haselnußgroß. Oberbauchgegend etwas geschwollen, 556 g.

23. Dezember. Getötet: 70 Tage nach der Impfung, 555 g.

Sektion: Beide Inguinaldrüsen haselnußgroß mit käsiger Substanz. Beide Axillardrüsen erbsengroß. Milz auf das Zwanzigfache vergrößert und mit vielen Tuberkeln und Nekroseherden. Leber auch sehr vergrößert mit vielen Tuberkeln und Nekroseherden. Ueber 10 Halsdrüsen erbsengroß mit Granulationsgewebe. 2 Bronchialdrüsen bohnengroß, im Zentrum verkäst. Lungen auch mit vielen Tuberkeln und Nekrosenherden in der Größe von Hirse- und Reiskörnern und viel mehr Tuberkeln als Nr. 632.

Diese Versuche können wie folgt kurz zusammengefaßt werden:

Der tuberkulöse Zustand war in den Lungen aller Tiere, bei denen das Tiefatmen angewandt wurde, weniger entwickelt als in den Lungen der Tiere, die als Kontrolle dienten.

Der erste Fall Nr. 1071, der 36 Tage nach der Einimpfung getötet wurde, hatte nicht ein Tuberkelknötchen an der Oberfläche und im Inneren der Lunge, während Nr. 1224, das als Kontrolle diente, 14 Tuberkelknötchen auf der Oberfläche der Lunge zeigte und auch einige Tuberkelknötchen auf der Schnittfläche durch den mittleren Teil des rechten Lungenflügels aufwies. Das zeigt uns, daß das Tiefatmen dem tuberkulösen Zustand in dem Lungengewebe vorgebeugt hat.

Im zweiten Falle wurde das Tier Nr. 1214 44 Tage nach der Einimpfung getötet. Sein rechter Lungenflügel war an der Oberfläche frei von Tuberkelknötchen, einige kleine

Tuberkel fanden sich an der Schnittfläche durch den unteren Teil dieses Lungenflügels vor. Im linken Lungenflügel konnte man etwa 10 Tuberkel bemerken, dagegen hatte Nr. 897 mehr als 30 Tuberkel auf der Oberfläche seiner Lunge.

In allen anderen Fällen zeigte sich der tuberkulöse Zustand bei den Tieren, bei denen das Tiefatmen angewandt worden war, weniger entwickelt als bei den Tieren, die zur Kontrolle dienten.

Der 6. Fall Nr. 632 zeigte die größte Entwicklung des tuberkulösen Zustandes in der Lunge der Tiere, bei denen das Tiefatmen angewandt wurde, es zeigte aber eine geringere Entwicklung als in der Lunge des Kontrolltieres Nr. 781.

Im 1. Falle starb das Kontrolltier Nr. 1224 an Peritonitis und im fünften Falle das Kontrolltier Nr. 739 an Pleuritis, aber kein Tier, bei dem Tiefatmen angewandt wurde, starb auf diese Weise.

Im 4. Falle zeigte das Kontrolltier Nr. 965 zwei Geschwülste in der Größe einer Bohne mit käseartiger Substanz an der Innenseite der fünften rechten Rippe. In der Gruppe der Tiere, bei denen das Tiefatmen angewandt wurde, kam ein solcher Fall nicht vor.

Wenn wir die Gewichtsabnahme vergleichen, können wir feststellen, daß diese im 4. Falle bei dem Tiere Nr. 1087 geringer war als bei dem Kontrolltier Nr. 965. In allen anderen Fällen zeigten die behandelten Tiere eine größere Gewichtsabnahme als die Kontrolltiere, aber ihre Bewegungen waren lebhafter.

Es kommt selten vor, daß ein Meerschweinchen 40 oder 50 Tage nach der Einimpfung keine Zeichen eines tuberkulösen Zustandes in Lunge, Milz oder Leber zeigt. Bei diesem Versuche gab es, wie der Ueberblick zeigt, kein einziges Tier, bei dem Leber und Milz oder beide Inguinaldrüsen frei von tuberkulösem Zustand waren und was diese Organe anbetrifft, so zeigten die behandelten Tiere und die Kontrolltiere keinen auffallenden Unterschied in dem tuberkulösen Zustand.

Es gab jedoch einen bemerkenswerten Unterschied zwischen der Lunge und den anderen Organen desselben Tieres, bei dem das Tiefatmen angewandt worden war; diesen Unterschied konnte man bei den Kontrolltieren nicht beobachten.

Der tuberkulöse Zustand war in den Lungen der Tiere, die ohne jeden Widerstand behandelt wurden, weniger entwickelt als in dem Falle, wo das Tiefatmen bei den Tieren mit Schwierigkeit angewandt wurde. Zum Beispiel zeigte der 5. Fall Nr. 766, das keinen Widerstand leistete, einen weniger entwickelten tuberkulösen Zustand in seiner Lunge als Nr. 632, das sich von Anfang bis zum Ende des Versuches heftig sträubte.

Diese Versuche brachten mir zwar nicht den Erfolg, den ich erwartet hatte, nichtsdestoweniger konnte ich doch erkennen, daß die tägliche Anwendung des Tiefatmens den tuberkulösen Zustand in gewissem Grade hinderte, sich in der Lunge zu entwickeln.

Diese Versuche haben mich in meiner Meinung bestärkt, nämlich, daß wir frei von Schwindsucht bleiben werden, wenn wir jeden Morgen und Abend zehn Minuten lang das Tiefatmen ausführen.

Die heilsamen Wirkungen des Tiefatmens auf den Geist.

Wie ich in den vorhergehenden Kapiteln schon erwähnte, hat das Tiefatmen eine beruhigende Wirkung auf den Geist. Jetzt wollen wir diese Tatsache von einem wissenschaftlichen Gesichtspunkte aus betrachten. Vor zweitausend Jahren entdeckte Buddha, daß der Geist während des Sitzens ruhig wurde. Er nannte diesen Zustand „Zazen,“ und wenn man das „Zazen“ ausübte, war der Körper aufrecht und still. Buddha führte das „Zazen“ jeden Tag aus und lehrte es mit seiner Religion. Jesus Christus betete jeden Tag zu Gott und hielt dabei seinen Körper in einer ruhigen Stellung. Confucius und seine Anhänger führten „Seiza,“ eine Methode, die sich aus dem „Zazen“ entwickelt hatte, aus. „Seiza“ ist ein chinesisches Wort, das Stillsitzen bedeutet, und die Körperstellung gleicht sehr der des „Zazens.“

Im Hinblick auf diese Tatsache können wir verstehen, daß zwischen geistigem Zustand und körperlicher Stellung eine große Verwandtschaft besteht, und es scheint, daß, wenn die körperliche Stellung nicht beständig ist, der geistige Zustand nicht ruhig sein kann. Es ist wohl bekannt, daß zwischen körperlicher Stellung und Atmung und auch zwischen Atmung und Pulsation Zusammenhänge bestehen. Aus diesem Grunde gaben viele Gelehrte, um ihren Geist zu bilden, auf die Atmung und Pulsation genau so viel Achtung wie auf ihre körperliche Stellung.

Nach einer allgemeinen Regel müssen wir, wenn wir einen ruhigen Geist haben wollen, den Körper, die Atmung und Pulsation ruhig erhalten und zu gleicher Zeit, wenn wir eine regelmäßige Atmung und Pulsation haben wollen, müssen wir den Geist ruhig erhalten.

Ehe wir die Verwandtschaft zwischen geistigem Zustand und Nerventätigkeit betrachten, wollen wir die Verwandtschaft zwischen Sinnen und Nervensystem vom physiologischen Gesichtspunkte erläutern. Wenn wir die Haut der Hand mit einer Nadel stechen, fühlen wir einen Schmerz. Warum fühlen wir diesen? Weil die Nervenfasern in der Hand mit dem Nervenzentrum des Gehirnes, das der Sitz der Schmerzempfindung ist, verbunden sind. Daher fühlen wir keinen Schmerz in dem Teile, der mit der Nadel gestochen worden ist, wenn entweder eine Nervenfaser oder ein Nervenzentrum seine eigene Tätigkeit verliert.

Wenn wir den Gesichtssinn betrachten, finden wir dieselbe Verwandtschaft wie oben. Wenn die optischen Nervenfasern oder das optische Nervenzentrum ihre eigenen Wirkungen verlieren, können wir nicht sehen, obgleich allem Anschein nach das Auge gesund ist.

Wir wollen jetzt den Unterschied zwischen geistigem Zustand und Nerventätigkeit betrachten. Wenn wir eine Blume sehen, haben wir zuerst den Eindruck einer Blume, dann erkennen wir, daß sie sehr schön ist und daß sie üppiger als im Vorjahre geblüht hat, und schließlich haben wir das Verlangen, einen dieser Zweige zu kaufen. So hat sich allmählich der Wunsch entwickelt, einen dieser Zweige zu erlangen. Eine solche Tätigkeit wird jedoch nicht nur von den optischen Nervenfasern oder dem optischen Nervenzentrum im Gehirn hervorgerufen, sondern von der vereinigten Tätigkeit der verschiedenen Nervenzentren im Gehirn, Zentrum des Gefühls, der Gedanken, der Erkennung und der Bewegung usw. zusammen mit dem Zentrum der optischen Tätigkeiten. Unsere täglichen Bewegungen sind alle von dem Zusammenarbeiten der verschiedenen Nervenzentren abhängig. Diese wichtigen Nervenzentren werden leicht von vielen Krankheiten zerstört. Zum Beispiel kann ein kluger Mann nach einem Schlagfluß zum Idioten werden. Der Grund ist der, daß wichtige Nervenzentren im Gehirn von dieser Krankheit zerstört werden. Ein anderes Beispiel ist das, daß aus einem Optimisten ein Pessimist werden kann, wenn er an Schwindsucht gelitten hat.

Wenn jemand an Schwindsucht leidet, so sind alle Zentralnervenorgane von tuberkulösem Toxin und ungenügender Ernährung des Körpers geschwächt. Unsere Zentralnervenorgane bestehen aus Gruppen von Nervenzellen und unser Geist wohnt in den Zentralnervenorganen. Es folgt daraus, daß, wenn diese Zentralnervenorgane krank oder geschwächt sind, unser

Geist auch krank oder geschwächt sein muß. Viele Menschen, besonders junge Leute, leiden oft an Neurasthenie, man bedenke, daß Neurasthenie eine Krankheit ist, durch die nicht nur das Nervensystem unseres Körpers geschwächt wird. In Wirklichkeit ist Neurasthenie nicht nur eine Krankheit des Nervensystems, sondern ein allgemeiner Schwächezustand aller Organe des Körpers. Daher kann der neurasthenische Patient, der verschiedene Arten Medizin gegen Nervenstörungen einnimmt, dagegen aber die Kräftigung des ganzen Körpers vernachlässigt, seine Krankheit nie heilen. Selbst heutzutage denken noch viele Leute, daß Geisteskrankheiten unkörperlich sind. In der Tat sind Geisteskrankheiten körperliche Krankheiten, deren Sitz die Zentralorgane und ihre Zellen sind.

Wenn wir das Gehirn eines Menschen, der an einer Geisteskrankheit leidet, anatomisch prüfen, können wir oft körperliche Veränderungen in den Zentralnervenorganen finden. Auf der anderen Seite bemerken wir oft, daß der Körper durch psychische Einwirkungen geschwächt wird. Zum Beispiel können eine große Erschütterung oder ein großer Kummer eine körperliche Krankheit hervorrufen; in diesem Falle können wir annehmen, daß die körperliche Krankheit durch die unkörperliche verursacht wird. In Wirklichkeit war das, was die Erschütterung oder den Kummer fühlte, der Inhalt der Nervenzellen in dem Gehirn und das, was die Ursache der Erschütterung von den Sinnesorganen aus dem Gehirn übertrug, waren die Nervenfasern. Nehmen wir z. B. einen Menschen an, der den Gebrauch seiner Zunge, seiner Haut, seiner Augen, Ohren und seiner Nase verloren hat, so ist ein solcher Mensch nicht länger empfindungsfähig, und daher kann ihn nichts in Staunen versetzen, oder traurig machen.

In den ersten Stufen seines Verlustes kann sein Geist noch bis zu einem gewissen Grade arbeiten, indem er dabei von natürlichem Verlangen, wie Hunger, oder von früheren Erinnerungen geleitet wird. Aber da es für ihn keine Reizung von der Außenwelt gibt, wird seine Geistestätigkeit täglich geschwächt und hört schließlich ganz auf. Von solch einem einfachen physiologischen Gesichtspunkte aus betrachtet, ist es klar, daß unsere Psyche eine physiologische Tätigkeit in den Zellen der Zentralnervenorgane ist. Aus demselben Grunde werden auch seine Glieder, wie Lunge, Herz, Magen, Eingeweide, Beine und Hände von diesen Nervenzellen in den Zentralnervenorganen beherrscht.

Daher muß die Tätigkeit aller Organe des Körpers, wenn die Tätigkeit dieser Nervenzellen geschwächt wird oder die Psyche als eine gesammelte Tätigkeit der Zentralnervenorgane, an einer Krankheit leidet, auch geschwächt werden.

Auf der andern Seite muß die Tätigkeit der Zentralnervenzellen leiden, wenn die letzteren Organe krank sind, und der Geist befindet sich nicht in einem normalen Zustand, wie wir in dem Falle eines schwindsüchtigen Patienten gesehen haben. Dieselbe Verwandtschaft kann man bei einem Menschen sehen, der eine Hand, ein Bein oder irgend ein anderes Organ verloren hat. Solch ein Mann kann nicht so viel arbeiten wie ein gesunder Mann und außerdem hat er alle Gefühle verloren, die er ehemals in diesen Teilen des Körpers verspürte.

Die Folge ist, daß eine Unvollkommenheit der Tätigkeit seiner Zentralnervenorgane eintritt, die dann einige Veränderungen in seiner Psyche hervorruft. Ein altes griechisches Sprichwort sagt: *Νους ὑγιὸς ἐν σόματι ὑγιῳ*, „ein gesunder Geist in einem gesunden Körper". Das ist tatsächlich ein wirklich wahres Sprichwort, das wissenschaftlich bewiesen werden kann. Daher müssen wir, wenn wir einen gesunden Geist besitzen wollen, einen gesunden Körper haben, wenn wir wünschen, uns in einem glücklichen Zustand zu befinden und wenn wir einen ruhigen Geist haben wollen, müssen wir unsern Körper ruhig haben.

Wir wollen jetzt die Beziehung zwischen geistigem Zustand und körperlicher Stellung betrachten. Wie ich schon erwähnte, ist unsere Psyche die Tätigkeit der Zentralnervenorgane, die aus Gruppen von Nervenzellen bestehen. Daher ist unser Geist nicht stark, wenn die Nervenzellen nicht stark sind, geradeso wie in einem Hause, das von einem Erdbeben geschüttelt wird, die Möbel auch mitgeschüttelt werden.

In einer ähnlichen Weise können auch die Zentralnerven nicht ruhig werden, wenn unser Körper, unsere Atmung und Pulsation nicht ruhig gehalten werden. Denn wenn unser Körper, unsere Atmung oder Pulsation nicht in Ordnung sind, werden die Nervenzellen von dem Blutumlauf, von dem sie abhängen und der unregelmäßig ist, zerstört. Aus diesem Grunde müssen wir zuerst unsern Körper stark erhalten, wenn wir einen starken Geist haben wollen.

Deshalb gaben viele alte Gelehrte, um ihren Geist zu entwickeln, auf die Stellung ihres Körpers Achtung.

Saigo war ein großer Mann des modernen Japan, wie Bismarck in Deutschland. In seiner Biographie wird uns erzählt, daß er, während er in der Verbannung auf einer kleinen Insel namens Okiirabu war, immer in einem Zustand tiefen und stillen Nachdenkens dasaß. Ich werde jetzt ein Gedicht ins Deutsche übersetzen, was er in dieser Zeit geschrieben hat.

Mein Geist wird nicht von Reichtümern oder dem Tod
    beunruhigt,
Wenn er die Wand ansieht und mein Herz erzieht.
Was habe ich in den 40 Jahren meines Lebens gelernt?
Mit festem Geist lächelnd im Gefängnis zu sitzen.

Das beweist, daß er das „Seiza" eine Art des „Zazens" ausführte, und daß er auf die Bildung seines Geistes Achtung gab. Für die Bildung des Geistes gibt es viele Methoden. Fechten und einige andere Arten des athletischen Sports. Es gibt Methoden, die unsern Geist während Uebungen und Anstrengungen bilden, „Zazen" und „Seiza" dahingegen vermögen dasselbe im ruhigen Zustande.

Wenn wir das „Zazen" oder „Seiza" täglich ausführen, wird unser Geist gebildet und unerwartete Ereignisse werden schließlich nicht imstande sein, uns in Erstaunen zu setzen oder zu stören.

In einem der vorhergehenden Kapitel erwähnte ich die Stellung des „Zazen", durch die unser Körper aufrecht und ruhig gehalten wird. Fünf Jahre lang habe ich meine eigene Methode morgens und abends, außer 10 Minuten des Tiefatmens, ausgeführt. Meine Methode ist die folgende:

1. Die Stellung des Körpers ist dieselbe, wie die des „Zazens".
2. Halte den Geist so ruhig als möglich.
3. Atme 8 Sekunden lang ruhig und tief ein.
4. Behalte die eingeatmete Luft 10 Sekunden in der Lunge.
5. Drücke zu gleicher Zeit auf das Zwerchfell und verhindere wenn es möglich ist, daß es sich während des Tiefatmens bewegt.

Ich will jetzt jeden dieser Vorgänge wissenschaftlich erklären. 1 und 2 sind schon erläutert worden. Wenn wir 8 Sekunden lang tief einatmen, dehnt sich unsere Lunge aus und der Brustdruck nimmt ab, es gibt dann einen größeren Blutzufluß vom Gehirn, Unterleib und anderen Teilen nach der Brusthöhle, als zu irgend einer anderen Zeit. In der Weise wird die Menge des Blutes im Gehirn geringer, als während des normalen Atmens und die haarfeinen Blutgefäße, die die Zentralnervenzellen umgeben, ziehen sich zusammen. Daher machen die haarfeinen Blutgefäße, die sich dann ausdehnen, in diesem Augenblick keinen Druck auf die Zentralnervenzellen geltend.

Es ist augenscheinlich, daß der Druck der sich ausdehnenden haarfeinen Blutgefäße wie ein Reizmittel auf die Zentralnervenzellen wirkt. Wenn wir z. B. einen Blutandrang nach dem Kopf haben, fühlen wir eine Unbehaglichkeit, und unser Geist wird bis zu einem gewissen Grade verwirrt. Wir fühlen uns unbehaglich, wenn ein Blutandrang auf der Haut der Hand oder des Beines vorkommt. Wenn wir an der Entzündungsstelle kalte Umschläge anwenden, verschwindet das unangenehme Gefühl oder der Schmerz. In derselben Weise macht ein 8 Sekunden langes tiefes Einatmen unsern Geist ruhig. Wir müssen uns aber erinnern, ruhig einzuatmen.

Die eingeatmete Luft 10 Sekunden lang in der Lunge zu behalten, mag zuerst etwas schwer sein.

Während dieser 10 Sekunden ist weniger Blut in dem Gehirn, als während des Einatmens. Daher ist der Druck, der in diesem Augenblick von den haarfeinen Blutgefäßen auf die Zentralnervenzellen ausgeübt wird, geringer, als zu einer anderen Zeit. Außerdem zwingt uns unser ganzer Körper während der Einstellung des Atmens völlig zur Ruhe.

Ich hörte einst von einem Major, daß man, ehe man auf eine Schießscheibe schösse, einige Sekunden lang den Atem anhalten müsse.

Ferner habe ich folgende interessante Geschichte von einem Leutnant, einem meiner Freunde, gehört, daß nämlich seine Abteilung nicht zu jeder Zeit bei den Schießübungen gewinnen konnte, während seit 2 Monaten, nachdem er mit seinen Soldaten jeden Morgen und jeden Abend das Tiefatmen ausgeführt hatte, seine Abteilung zu jeder Zeit bei den Schießübungen gewann.

Wir können uns selbst beobachten, daß während der 18 Sekunden, vom Beginn des tiefen Einatmens an, unser Geist ruhig geworden ist, gerade als wenn unser geistiges Leben stockte.

Wenn wir 6 Sekunden lang tief ausatmen, wird der

Brustdruck größer, die Lunge zieht sich zusammen, das Blut in der Brusthöhle fließt nach den anderen Teilen des Körpers und nach dem Gehirn. Die Menge des Blutes im Gehirn wird größer und unsere Nervenzellen haben wieder den Druck der ausgedehnten haarfeinen Blutgefäße auszuhalten, und während des Ausatmens fühlen wir, daß unser Geist zu zittern beginnt.

Außerdem wollen Lunge und Brust, da sie 18 Sekunden lang in einem ausgedehnten Zustand gehalten wurden, natürlicherweise in ihre frühere Lage zurückgehen, und verursachen bei sehr langsamer Ausatmung eine größere Unruhe. Aus diesem Grunde ist es für uns besser 6 Sekunden statt 8 auszuatmen.

Während des Tiefatmens muß man den Unterleibsdruck immer verstärken.

Vor zweitausend Jahren wurde beobachtet, daß der Atem, welcher unsere Bauchhöhle immer ausdehnt, den Körper gesund macht. Wie schon erwähnt, bleibt immer eine große Menge Blut im Unterleib, und die Störungen des Blutumlaufs kommen in der Bauchhöhle öfter vor als in anderen Organen

Wenn wir nun den Unterleibsdruck verstärken, muß eine große Menge Blut nach anderen Teilen fließen, wo der Druck gering ist. In diesem Augenblick wird die Menge des Blutes in der Bauchhöhle geringer als unter normalen Bedingungen, und der Blutumlauf wird lebhafter. So zirkuliert das Blut, das die Bauchhöhle verlassen hat, durch andere Teile und erfrischt die Gewebe dieser Teile. Dieser Grund erklärt uns auch, daß viele Menschen sagen, daß man sich während der Arbeit nicht so ermüdet fühlen würde, wenn man den Unterleib stark drückte.

Wenn man den Unterleib drückt, werden alle Unterleibsorgane in ihre natürliche Lage gebracht und können sich nicht bewegen und da die anderen Teile unseres Körpers aufrecht und ruhig gehalten werden, muß zu gleicher Zeit auch unser Geist ruhig sein.

Die Stellung bei meiner Methode nach dem „Zazen" mag für den Anfänger, besonders aber für den Europäer, schwer sein. Daher mag sich der, der sich nicht in diese Stellung bringen kann, bequem und gerade auf einen Stuhl setzen und das Tiefatmen nach der oben erwähnten Methode ausführen, nachdem er das normale Tiefatmen 5—10 Minuten lang an einem offenen Fenster ausgeführt hat.

Es mag für den Anfänger schwer sein, das Tiefatmen nach meinen Anweisungen auszuführen. Aber wenn wir diese Methode eine Woche lang ausgeführt haben, werden wir uns so an sie gewöhnt haben, daß wir imstande sind, sie, sogar ohne nach der Uhr zu sehen, zu verfolgen. Es ist augenscheinlich, daß die heilsamen Wirkungen des Tiefatmens, die ich in einem vorhergehenden Kapitel erklärte, nach dieser Methode merklich sind, ebenso wie bei der normalen Methode des Tiefatmens, und es ist klar, daß durch diese Methode der Körper im gesunden Zustande und der Geist besonders ruhig erhalten werden kann.

Ich habe diese Methode vielen Leuten, und zwar mit ausgezeichnetem Erfolge, empfohlen, und ich empfehle es denjenigen besonders herzlich, die zur Cholelithiasis neigen oder die an Nervenschwäche, chronischem Magen- und Darmkatarrh, Verstopfung, Dyspepsie, Anämie, Fettleibigkeit oder Schwäche leiden.

Diese Methode ist für eine einzelne Person geeignet, aber sie paßt nicht für Schulen, für das Heer usw.

Seit einigen Jahren haben viele Schulen und Regimenter in Japan angefangen, die Tiefatmung jeden Morgen nach einfacher, normaler Methode für Schüler und Soldaten ausführen zu lassen.

Indem ich schließe, möchte ich allgemein die normale Methode des Tiefatmens, als Schutzmaßregel gegen die Lungenschwindsucht, mehr empfehlen als diese Methode.

Literaturverzeichnis.

1. Arima und Sakamura, Zentralbl. f. Bakteriologie. Bd. 72. 1913.
2. Busse, Geist und Körper.
3. Conn, Agricultural bacteriology.
4. Dold und Rothacker, Zentralbl. f. Bakteriologie. 1913. Bd. 69. H. 5.
5. Foster, Mil. Surgeon. 1910. Vol. 26. No. 2.
6. Flick, Cruisade against tuberculosis.
7. Huguenin, Zentralbl. f. Bakteriologie. Bd. 48. S. 394.
8. Harington, Hygiene.
9. Hill and Flack, The journ. of physiol. 1910. Vol. 40.
10. Hill and Flack, The journ. of physiol. 1908. Vol. 37.
11. Günther, Einführung in das Studium der Bakteriologie.

12. Klebs, Tuberculosis.
13. Kolle und Wassermann, Handbuch d. pathog. Mikroorganismen.
14. Muir and Ritchee, Bacteriology.
15. Newsholm, Prevention of tuberculosis.
16. Neporoshny, Zentralbl. f. Bakteriologie. Bd. 39.
17. Nowakowski, Deutsche med. Wochenschr. 1913. Nr. 34.
18. Osler, Internal medicine.
19. Petty and Wendenhall, Journ. of the Americ. Med. Ass. 1909. No. 2.
20. Parkinson, The journ. of physiology. Vol. 44. 1912.
21. Lipmann, Bacteria in relation to country life.
22. Rauber, Lehrb. d. Anatomie d. Menschen.
23. Rosenan, Disinfection and Disinfectants.
24. Rose and Charles, Surgery.
25. Schnitter, Deutsche med. Wochenschr. 1909. S. 1566.
26. Kofler, Leo, Die Kunst des Atmens. 1897.
27. Strümpell, Pathologie und Therapie der inneren Krankheiten.
28. Spalteholz, Handatlas der Anatomie des Menschen.
29. Shiga, Immunitätslehre.
30. Telemann, Walther, Deutsche med. Wochenschr. 1910. S. 891.
31. Tigerstedt, Lehrbuch d. Physiologie d. Menschen.
32. Woodhead, Bacteria and their products.
33. Rubner, Lehrbuch der Hygiene.
34. Yamagiwa, Lehrbuch der Pathologie.
35. Cornet, Die Tuberkulose. Bd. I u. II.
36. R. Koch, Deutsche med. Wochenschr. 1891. S. 101.
37. Michaelis und Meyer, Charité-Annalen. Jahrg. 1897. S. 150.

Druck von L Schumacher in Berlin N. 4.